中医四大经典教学医案选编

ZHONG YI SI DA JING DIAN JIAO XUE YI AN XUAN BIAN

主　编　李宇航

副主编　郭　华　郑丰杰

中国中医药出版社

·北　京·

图书在版编目（CIP）数据

中医四大经典教学医案选编/李宇航主编 . —北京：中国中医药出版社，2013.9（2014.1重印）
ISBN 978 - 7 - 5132 - 1581 - 7

Ⅰ . ①中… Ⅱ . ①李… Ⅲ . ①医案 - 汇编 - 中国 - 古代
Ⅳ . ①R249.1

中国版本图书馆 CIP 数据核字（2013）第 182017 号

中 国 中 医 药 出 版 社 出 版
北京市朝阳区北三环东路 28 号易亨大厦 16 层
邮政编码 100013
传真 010 64405750
北京市泰锐印刷有限公司印刷
各地新华书店经销

*

开本 880×1230 1/32 印张 5.625 字数 123 千字
2013 年 9 月第 1 版 2014 年 1 月第 2 次印刷
书 号 ISBN 978 - 7 - 5132 - 1581 - 7

*

定价 15.00 元
网址 www.cptcm.com

《中医四大经典教学医案选编》
编 委 会

顾　问　高思华　王庆国　尉中民　宋乃光

主　编　李宇航

副主编　郭　华　郑丰杰

编　委　（按姓氏笔划排序）

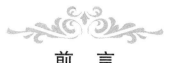

前　言

  目前，各高等中医院校普遍把《内经》、《伤寒论》、《金匮要略》、《温病学》设置为中医学经典必修课程，简称中医"四大经典"。这四门课程一脉相承：《内经》是我国古代东方科学理论的总结，形成并奠定了中医学的理论基础；《伤寒论》、《金匮要略》所创立的理法方药、一线贯穿的六经与脏腑辨证体系，为中医临床医学奠定了基础；而发展至明清时期的温病学说又集先贤之大成，创立了卫气营血、三焦辨证方法，进一步发展了中医临床医学的辨证论治体系。它们构建了中医的基本理论框架，涵盖了中医基本理论主要内容，是中医理论的基石，同时具有很强的实践指导性，对于帮助学生提高辨证论治的综合能力发挥着十分重要的作用。

  北京中医药大学中医四大经典国家级教学团队承担了我校成人教育、远程教育、本科、七年制、硕士、博士等层次多个班种年均近4500学时的课堂教学，在教学中常常选用经典案例，将中医经典的理、法、方、药的具体运用活灵活现地呈现给学生，以提高教学效率和教学质量。为方便教学，本教学团队决定编写一部四大经典课堂教学专用医案。这些医案多出自教学团队成员之手，是他们从自己临证中众多成功案例中精选出来的。通过这些案例的学习，一方面，让学生切实感受到中医在治疗常见病、疑难病方面的优势，从而激发学习的热情，另一方面更能培养学生的临床辨证论治思维能力。

《中医四大经典教学医案选编》编委会

2013年8月

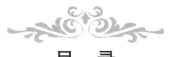

目　录

《温病学》课程组医案

《内经》课程组医案

任应秋教授医案

任应秋（1914－1984），四川省江津县人，北京中医药大学教授，我国著名中医学家。任老从事中医工作五十余年，致力于中医学派的整理研究，创立了中医各家学说课程，并先后著书37部，发表论文四百余篇。主要学术著作有《中国医学史略》、《运气学说》、《阴阳五行》、《内经十讲》、《脉学研究十讲》、《中医各家学说》、《内科治疗学》、《伤寒论证治类诠》、《任应秋论医集》等。

心 绞 痛 案

王某，男，54岁，盐化局工人。初诊日期：1974年7月15日。

主诉：心前区压榨性疼痛时时发作。

现病史：7月1日于劳动休息时，刚吸完一支香烟，突然觉得胸骨上段以及心前区发生闷胀，继而出现压榨性疼痛，约历两分钟，疼痛逐渐缓解，唯仍觉胸闷。中午时，周身感觉十分疲乏，饮食量比平常少一半。饭后略事休息，仍照常劳动。第二天虽觉身乏，亦还可以。第三天上午十点钟左右，仅干一点轻微的活，心前区又出现与前天同样性质的疼痛，时间略长一些。当即去医务室诊治，医生认为是胃的问题，给了三包中成药木香槟榔丸，药后无甚反应，闷胀感似乎轻一些。5 日夜间刚入睡不久，心前区发生剧痛，当即面色苍白，冷汗自出，左侧肩部以及前臂内侧均有疼痛感，胸前闷胀难忍，急送医院，经检查，认为是心绞痛。心电图 T 波倒置，每含硝酸甘油片（0.5mg）半片，疼痛即缓解。经住院近 10 天的治疗，绞痛发作愈来愈频繁，医生嘱其改服中药，特来门诊诊治。

患者表情焦虑，不愿活动，脉沉缓而弦，时或间歇，舌质胖嫩无苔，手足逆冷，痛必冷汗出，汗出即寒栗不禁，心悸难安，气短身乏。诊为阳气衰竭，心失温煦，方用《金匮要略》人参汤加味。

处方：

白人参五钱　炙甘草五钱　干姜三钱　炒白术五钱

川附片三钱　五灵脂三钱　山楂三钱　乳香一钱

降香三钱

药煎成，去滓，冲入米醋一羹匙，趁热服。

参、草、姜、术，是人参汤原方，有温补心阳的作用，但从患者的脉沉缓而间歇、冷汗出等症状来看，犹嫌其药力不足，因加川附片三钱，取《伤寒论》治少阴病，手足逆冷，脉微欲绝的"四逆汤"之义。附片与人参相伍，是《世医得效力》治阳气暴脱的有效方剂，附片与白术、炙甘草相配，又是《金匮要略》所引治猝暴心痛、脉微气弱、身寒自汗的"近效术附汤"。三方配合，用以急救心胸中的阳气，这是主要方面。心脏之所以能主持血脉循环，主要是因为它具有丰富的足以推动血行的阳气，故《素问·金匮真言论》把心叫做"阳中之阳"脏。如果心脏的阳气虚损，便会出现胸闷气短；

如果阳气虚损到了不足以维持血循环的时候，必然会引起绞痛。所以《金匮要略·胸痹心痛短气病脉证并治》载："夫脉当取太过不及，阳微阴弦，即胸痹而痛，所以然者，责其极虚也。今阳虚知在上焦，所以胸痹心痛者，以其阴弦故也。"因而阳气在心脏中是居于主导地位的。我治心绞痛组方之所以着重于扶心阳，理由在此。

现代医学认为，冠状动脉循环血流减少，严重缺血时，冠状动脉循环血液携氧量不足，便可以引起心绞痛。那么，中医所谓的"心阳"，是否即是血液携氧的问题，这便有待于中西医的共同研究了。中医治病，往往有"急则治标，缓则治本"之说，本病患者可以说"标本俱急"，脉沉缓而间歇，手足逆冷汗出，阳虚至极，其病本之急也可以想见。压榨性疼痛，频繁发作，发则难忍，甚则休克，其标病之急也又可以想见。标本两急，便得标本两图，故于急救心阳的基础上，再配以独行散、独圣散诸法，急止其痛。《证治准绳》用五灵脂二两，研细末，温酒调服二钱，治产后血晕，冲心闷绝，这是独行散。《医宗金鉴》用南山楂一两，童便、砂糖和服，治产后心腹绞痛，治血迷心窍，不省人事，这是独圣散。两药都是活血定痛最有效验的，用以通畅冠状动脉，便足以较快地改变其缺血缺氧状态，以缓解疼痛。乳香、降香通行十二经，具有活血伸筋作用，对于冠状动脉的狭窄或痉挛，可能使之弛张，这样亦可以增加冠脉血流量。与五灵脂、山楂配伍，借以促使迅速止痛，是颇理想的。

上方连服三剂，第一天服第一次药后不到两小时，绞痛发作，但疼痛程度较轻，时间亦较短，以后继续服药，即没有再犯。19 日来复诊，患者精神面貌与三天前迥若两人，面色比较红润，表情亦很活泼。自诉除尚有胸闷、身乏两个现象外，其他症状基本消失。脉仍沉细，但不间歇，食欲仍不如犯病前，舌质淡，两手已不凉，唯两足尚觉其冷，是心阳已渐恢复，而脾肾之阳犹待温补。因为心中阳气既要下交于肾，又要下输于脾。交于肾，所以温养肾；输于脾，才能促进脾的不断运化。心绞痛患者常伴有消化道症状，即为心阳不足以运脾的表现。严重时出现体温低，四肢逆冷，就是少阴心肾阳虚的证候。本病患者一开始就食欲锐减，继即冷汗肢冷，同样是由于心阳虚衰，影响脾和肾的功能所致。因而便得继续温补心、脾、肾三脏的阳气，促使三脏功能的根本好转，才能巩固疗效。

处方：

白人参五钱	炙甘草五钱	干姜三钱	炒白术五钱
川附片三钱	肉桂一钱	全当归三钱	山楂三钱
陈皮二钱	赤芍四钱		

嘱其浓煎续服 10 剂。

实习学生陈某问我，因懂了第一次处方的道理，第二处方便容易理解，就是人参汤加桂、附以温补心、脾、肾之阳，再用归、芍、山楂等以和其营血。但是，为什么第一方还要冲入米醋一羹匙呢？米醋是疏泄气血、消肿导滞、开胃醒脾的好药。心绞痛的病变既为冠状动脉狭窄、痉挛或部分分支闭塞，故宜开闭行滞。不过，于此还得明白一个道理，中医所用的酸药有两重性格，不能一概而论，有的酸味有收敛性，五味子、五倍子之类，有的酸味有通泄性，山楂、米醋就是，为具有通泄作用的代表药。一般疮疖初起，一天涂抹米醋三四次，便可使其红肿消退。

1975 年 10 月的一个下午，我们四人一起去盐池散步，竟碰着这个工人，他笑嘻嘻地说："十剂药服完，再没有吃药，一直很好，现在干起活来，周身很有劲哩！"

十二指肠球部溃疡案

肖某，男，30 岁，运城县三路里公社社员，初诊日期：1974 年 4 月 23 日。

从前年开始上腹部偏右疼痛，开始时疼痛较轻，一般都能忍耐，时作时止，去年入冬以后，疼痛程度逐渐加重，呈烧灼似的疼痛，每次疼痛发作，都在饭后一个多小时，持续亦一个多小时，才渐次消失。当疼痛剧烈的时候，有些恶心，但从没有呕吐过。平时嗳气多，阵阵反酸，大便偏稀，时或胀气。经西安红十字医院检查，钡餐造影，十二指肠球部有密度增加的圆形龛影，粪便隐血试验阳性，诊断为十二指肠球部溃疡。曾服三硅酸镁、复方胃舒平一类抗酸药，以及普鲁本辛、安胃宁等抗胆碱能药物，初服时疗效较好，继续服后，疗效反而不如初服时，还服了七十多剂草药，时好时坏，近两个月来，中西药疗效均不显著。

脉来细弦，面色萎黄，舌淡，苔薄腻，口干不欲饮，饮食稍不合适，即见腹泻腹胀，情绪时或急躁，虽不在饭后，亦可出现疼痛。上腹部压痛点与溃疡部位符合，医院十二指肠球部溃疡的诊断是可以同意的。脉证参合，显系肝郁脾湿的证候。肝气郁滞，时时犯胃，所以疼痛稽留不减，急躁便加剧，嗳气反酸，腹胀脉弦。脾被湿困，清阳之气不升，饮食不能得到较好的消磨和运化，所以饭后疼痛发作，大便偏稀，面黄苔腻，口干不欲饮。用驱寇饮进退，以解郁燥湿，从根本上消除疼痛。

处方：

炒山楂三钱　　炒白芍六钱　　陈皮三钱　　制香附三钱
广木香三钱　　清半夏三钱　　五灵脂三钱　乳香一钱
乌贼骨三钱　　荆芥穗一钱　　茯苓四钱　　生姜二钱
柴胡二钱。

水煎服，6剂。

连服两剂，疼痛未犯，服第三剂微有反复，但亦轻微，唯嗳气和矢气均较多。直至服完六剂，所有症状，完全消失。本方白芍、柴胡、香附、木香、五灵脂、乳香所以解肝气的郁滞，山楂、半夏、陈皮、生姜、茯苓、乌贼骨所以健脾燥湿，稍用荆芥穗以升清阳之气。郁解则肝自舒，不复犯胃，湿燥则脾自健，运化无碍。清阳上升，浊阴下走，胃腑的消磨水谷功能得以复常，疼痛便消灭于无形了。

4月30日来复诊，除大便仍偏稀、时或嗳气外，已无任何症状，遂疏驱寇饮原方六剂，加工为细丸（水丸），嘱其每服二钱，早晚饭后各服一次，开水送。

处方：

炒白芍六钱　　焦山楂三钱　　陈皮三钱　　姜半夏三钱
九制香附二钱　南木香二钱　　带皮苓三钱　炒豆蔻一钱
制没药一钱　　制乳香一钱　　醋柴胡一钱　醋灵脂一钱
黑芥穗五分　　伏龙肝五分　　肉桂五分

上药连续吃了两个月左右。9月中旬，患者听说我要回北京休假，特地来送行，问他的情况，他说从没有再犯病，大便亦早已转正常。

胃 溃 疡 案

邱某，男 42 岁，运城北郊木工，初诊日期：1974 年 6 月 2 日。

上腹部偏左疼痛，常呈周期性发作，一般在秋凉后加重，春暖以后减轻，有的年头在春夏季节基本不犯病。犯则剧痛，常伴呕吐，更多的是在夜半发作，其疼痛的程度比白天犯病要重得多，每痛到难以忍受时，必须用暖水袋紧贴痛处，方可能逐渐缓解。犯病时期，视一日三餐为畏途，因每次进餐后不到两小时，必然疼痛。经地区医院钡餐造影，龛影圆形，密积于胃小弯，诊断为胃溃疡。1969 年确诊到现在，住院治疗、门诊治疗，吃西药，吃中药，扎针、埋线、偏方、推拿种种办法都用遍了，疼痛始终没有得到控制。

脉搏浮取则弦，沉取极弱，舌质淡，苔薄而水滑，口不渴，喜热食，愈热愈佳，稍进凉的东西，或天气变凉，均感不适，甚则腹泻。据所述疼痛的部位及其周期性和节律性，龛影出现于胃小弯等现象，胃溃疡的诊断，殆无疑义。分析其所出现的脉、舌诸症，当属于中焦虚寒的证候。《素问·举痛论》说："寒气客于脉外则脉寒，脉寒则缩蜷，缩蜷则脉细急，细急则外引小络，故猝然而痛，得炅（热）则痛立止。"今患者用暖水袋缓解疼痛，正是内有寒气的象征。"寒气客于肠胃，厥逆上出，故痛而呕。"所以患者痛剧时亦常伴呕吐。"因重中于寒则痛久。"患者胃痛已历六年不得控制。"寒气客于小肠，小肠不得成聚，故后泄腹痛。"故患者亦常腹泻。

据此，本病患者所有疼痛的情况，与《素问·举痛论》所谓寒痛，完全一致，此其为中寒证无疑。至于脉的沉弱，舌质之淡，苔之水滑，喜热恶凉等，无一不是由于脾胃阳气虚损所致。是应以温中散寒为主，才足以去其病因，控制疼痛。乃检其所有中药方，概为三棱、莪术、槟榔、枳壳一类消导之品，与本病证候的性质冰炭相违，宜其无效。即疏驱寇饮加减。

处方：

炒白芍六钱　　焦山楂三钱　　陈皮三钱　　姜半夏三钱
九制香附二钱　高良姜二钱　　肉桂五分　　川附片二钱
制乳香一钱　　炒白术三钱　　炙甘草二钱

中焦之所以虚寒，由于脾胃阳气的不足；脾胃阳气之所以不足，由于肾中的元阳不能上蒸。方用肉桂、附片补肾中元阳，使其能上蒸于脾胃。用良姜、白术、炙甘草以温养中焦，虚得补而寒自散。其余诸药，是驱寇饮方中用以和脾胃、助消磨、资运化、止疼痛的主要组成部分，因而便成了这个处方的基础。一开始服本方，疼痛即逐渐减轻，其中仅呕吐过一次，服到第四剂时，疼痛便完全控制。连续服了十三剂。6 月 17 日来复诊，见其疼痛消失，一切正常，仍疏驱寇饮原方（见"十二指肠球部溃疡案"第二方），嘱其去药房加工为细丸，每服二钱，早晚饭后各服一次，最少连续服一个月，以巩固疗效。1975 年 2 月介绍他的弟妹来治失眠，他说："从患胃病以来，今年第一次很好地过了一个冬天。"

胃 炎 案

魏某，男，50 岁，某电力厂职员，初诊日期：1974 年 6 月 2 日。

约在 40 岁左右，中上腹部即出现饱闷感，时轻时重，不甚在意，到了十分难受时，去医务所要一点胃蛋白酶合剂，或者吃点中成药如保和丸、木香顺气丸之类，当时亦可以缓解一时，毕竟没有得到彻底治疗。一直拖到 1972 年，便出现疼痛，多为钝痛，多数发生在进食以后一个钟头，持续亦在一个钟头左右，逐渐减轻或消失，直到下次进食后，又呈节律性地发作。因此，有的医院怀疑是胃溃疡。阵阵恶心、嗳气，甚至呕吐，呕吐物多半是黏液汁样的东西。去年曾去太原某医院检查，X 线见到胃黏膜皱襞肥大，并呈结节状。胃镜还见到多发性糜烂，便诊断为肥厚性胃炎。经服普鲁本辛、氧化镁碳酸钙合剂、强的松等，当时效果还比较好，就是不彻底。停一段时间，又改服中药，多半是疏肝行气一类的方剂，效果一般，进步不大。

脉沉滑，舌苔腻滑而厚，口黏腻不爽，饮食无味，上腹饱闷的症状长期存在，从没有消失过，只是嗳气以后，略微松快一时，经常呕吐黏涎，大便稀溏，排便不爽。从医院 X 线和胃镜检查所见，诊断为肥厚性胃炎，似无可置疑。据当前脉、苔以及上述种种表现，当系痰湿郁滞之证。因脾胃之气不清，饮食到了胃腑，既得不到很好的消磨，更无从很好地运化，以致本来的水谷精微，反变而为湿，聚而为痰，湿聚痰凝，益使胃气郁而不能消磨，脾气滞而不能运化，因而使中上腹部饱闷不堪，更发展而为疼痛。痰湿浊气存在，不断上蒸则苔滑而口腻，时时下注故便稀而不爽，逆行上冲，径致呕吐黏液。X线检查所见黏膜皱襞呈结节状肥大，似乎亦可以理解为痰湿郁滞的结果。因此，欲根治此肥厚性胃炎，必须从祛痰湿、消郁滞着手，拟驱寇饮加减。

处方：

炒赤芍六钱　炒山楂三钱　陈橘皮三钱　制香附三钱

白茯苓四钱　姜半夏三钱　片姜黄三钱　制南星三钱

炒枳实二钱　浮海石三钱　广木香三钱

凡欲祛除中焦痰湿，必须先使脾胃之气得清，借脾胃清气之力以化湿祛痰自较易。本方的加减，寓有导痰汤的意义于其中，除驱寇饮原有的通调脾胃功用而外，如香附、木香、姜黄、南星、陈皮诸品，都有助益脾胃清气的作用，清气得助，浊腐自消。海石一药，更是热痰能降，湿痰能燥，结痰能软，顽痰能消，不过，它在本方中仍属权用以治标之品。

上药连服六剂，6月9日来复诊，竟大见效验，上腹部饱满感和疼痛均消失，不嗳气，不呕吐，大便正常，舌苔基本消退，尚留一层微带滑的薄苔，脉犹见微滑，食欲渐增，嘱其服丸药（方药和服法均见"十二指肠球部溃疡案"第二方）方，巩固疗效。

以上十二指肠球部溃疡、胃溃疡、胃炎三个病，从其临床表现来看，与中医的胃脘痛基本无甚差异。《素问·六元正纪大论》有云："木郁发之……民病胃脘当心而痛，上支两胁，膈咽不通，食饮不下。"虞花溪解释说："胃之上口，名曰贲门，贲门与心相连，故经所谓胃脘当心而痛，今俗呼为心痛者，未达此义耳。"（《医学正传》）根据临床所见，无论是消化性溃疡的疼痛还是胃炎的疼痛，都可以辐射至两胁或胸部，所谓当心痛，即指疼痛辐射至胸部而言，非指心脏。前人通过不断的临床实践，他们对胃痛和心痛是有所区分的。例如：李东垣说："胃脘当心而痛，气欲绝者，胃中虚之至极，俗呼为心痛。"（《东垣试效力》）李中梓亦说："其与胃脘痛别者，胃脘在心之下，胸痛在心之上也。"（《医宗必读》）说明他们对两者的疼痛，并未混淆，这一经验，是很宝贵的。

胃脘为什么会发生疼痛？从现代医学来说，有多种溃疡和不同炎症的病变。在中医学有虫、风、食、饮、冷、热、血、气、痰等诸种病因，而在临床辨证时，更有寒、热、虚、实的差异。

独黄溪陈无咎治胃脘痛特别注意饮食因素，制成驱寇饮一方，获得较好的疗效，名噪一时。四十多年前我在上海求学时，由张赞臣先生介绍，认识了陈无咎先生，见他用驱寇饮方治疗胃痛，疗效确实相当高。后来陈先生不仅把驱寇饮方和使用方法告诉我，同时还送给我好几本他的著作《黄溪医垒》、《明教方》、《黄溪大案》、《伤寒论蜕》等。当然，这时候我还是中医界的一个小学生，但我就从此逐渐用起驱寇饮方，历四十余年的经验，能够灵活地拿捏使用，对于多种胃脘痛，都能取得满意的疗效。这里所列医案，不过仅限于这次在晋南运城地区带学生毕业实习中所选择的几个例子而已。为了不掩人之善，不掠人之美，兹将陈先生两篇论胃病的文章附录于后，供同志们研究。

附：论胃痛

陈无咎

胃痛亦曰胃疼，中西病名相同。夫胃何以痛？则议论纷纷，尚无正确之断定。余谓胃痛者，乃食物积在胃中，胶黏厚膜，不能消化也。故治胃痛正法，唯有用药消磨其食积，则痛自愈。余以十年经验，制成驱寇一方，无论患病久暂，皆能应手奏功，唯加减之量，因人而施，不可执一耳。

驱寇方：治胃痛。

（主）炒白芍、焦山楂、（从）炒陈皮、姜半夏、九制香附、南木香、带皮苓、（导）炒豆蔻、制没药、制乳香、炒柴胡、醋灵脂、（引）黑芥穗、伏龙肝、肉桂。饭后即服，服时加醋数滴。

本方名曰驱寇者，盖吾人之生存，全赖谷食，而谷食之消化，全恃胃釜。《灵枢·五味》篇云："胃者，五脏六腑之海也，五脏六腑皆禀气于胃。"所以胃之在人身，犹釜亦犹鼎。人身失此釜，即失其生活之本能，失此鼎，即失其宝。然，鼎也，釜也，皆赖肾阳之火以熟之。肾阳之火，宜伏而不宜摇，宜静而不宜动，摇则生风，动则失饪，所以善养生者，不欲太饱，亦不可或饥，若饥饱无时，饮食失节，即砾釜叩鼎，徒令寇盗生心而已。夫开门引盗，固为不智，而驱盗出门，全在人谋。顾名思义，则本方之运用，虽极错综之能，仍须节制有度，能明此理，不但用固吾垒，绰有余闲，即提兵救人，亦立建殊功矣。

附：再论胃痛

陈无咎

　　余因胃痛一症，而制驱寇方，既如上论。但胃痛有寒有热，先医且别名为寒厥胃痛、热厥胃痛。厥，蹶也。谓胃痛若剧，可以杀人，甚至一蹶不起也。盖胃既为脏腑之海，水谷皆入于胃，分走五脏，谷气腐熟，津液流行，营卫大通，乃化糟粕。故余拟胃为鼎为釜，若胃釜失饪，是绝吾人脏腑之生机。《易》曰："鼎折足，复公𫗧，其形渥，凶。"反胃之症，比诸复谏之𫗧，尤为确切。盖反胃之症，近于寒痛，王太仆以为无火是也。凡患胃痛之人，寒多热少，因寒由于食，而热由于气也。张子和谓诸痛皆属于气，俗名胃痛为肝胃气痛，或心头气痛者，其说本诸子和，前因恼怒伤肝，后因忧郁伤心包络也。

　　盖胃者，磨也，气伤则不能磨。《灵枢·经脉》篇云："谷入于胃，脉道以通，血气乃行。"胃脉络肝、夹脐、循腹，故胃痛往住牵肝及腹，胃管上接食管，比近心脏，而心包络者，心脏之托瓣也，根附脊梁，所以胃痛又每每痛彻背脊。食管与心包络中间，为胃之内腔，中医名为胃脘，所以又称胃脘痛。

　　《素问·气穴论》云："背与心相控而痛，所治在天突与七椎及上纪。"天突即食管，七椎即脊梁，上纪，胃脘也。故胃痛一症，至为复杂，其缠绵至十年、二十年、三十年者，皆治疗上有疑义也。常人胃痛，虽云寒多热少，然不诊察分明，则反益其痛。至寒热如何而辨，固自有说，如：痛时喜按者，寒痛也；不得按者，热痛也；天雨隐隐觉痛者，寒也；天晴不快者，热也；喜热饮者，寒也；喜凉饮者，热也。余治胃痛一症，名传海外，率皆寒痛俱多。

《素问·举痛论》言寒气十有三，热气只一。余诊得热痛者，亦只族人陈镜明之配沈而已。亦有不寒不热者，则仙居张尉官也。更有真寒假热，寒结成冰者，则同年傅拔萃之继室丁也。但无论何种胃痛，均可用驱寇方为底，寒痛加良姜、附片；热痛去肉桂，加黄连、郁金、黑栀；不寒不热，宜斟酌六君；寒结成冰，直须大已寒丸。其他，姜厚朴、炒苍术、藿香梗、延胡索、荜澄茄等，皆药笼中物也。

（任应秋．任应秋论医集．人民军医出版社，2008）

程士德教授医案

程士德（1919－2009）男，汉族，北京中医药大学教授、博士研究生导师，著名中医学家，《内经》学专家，享受政府特殊津贴，为首批全国老中医药专家学术经验继承工作指导老师。长期从事中医学基础理论和《内经》教学、科研、临床工作，主要研究领域为《内经》"时脏阴阳"理论。

头痛验案 2 则

案 1：郭某，女，41 岁。1997 年 11 月 12 日初诊。

头痛半年余，时有头晕，周身无力，睡眠差，近半月头痛加重，活动后尤甚，睡眠充足时可缓解。查：病人面色㿠白，精神欠佳，舌淡，有齿痕，苔薄白，脉细无力。

诊断：头痛（气血两亏）。

治法：益气养血，通窍止痛。

处方：

柴胡 10g　　升麻 10g　　川芎 10g　　当归 10g

太子参 10g　炒白术 10g　白芷 10g　　枳实 10g

木香 10g　　砂仁 10g　　白芍 20g　　熟地黄 20g

炙黄芪 30g　细辛 3g

服 7 剂后，头痛、头晕好转，周身自觉有力，仍食少，眠差，上方去木香、砂仁，加炙甘草、焦三仙、炒枣仁。服 7 剂痊愈。

案 2：左某，男，18 岁，1998 年 7 月 26 日初诊。

因学习紧张，半年来头右侧太阳穴跳痛，眠差，无食欲，精力不易集中，夜梦多，时有噩梦惊醒，晨起偶有头晕。查：舌质暗，舌体胖大，有齿痕，苔微黄，脉微弦。

诊断：头痛（气滞血瘀）。

治法：疏肝理气，活血止痛。

处方：

柴胡 10g　　枳壳 10g　　桔梗 10g　　牛膝 10g

当归 10g　　川芎 10g　　赤芍 10g　　桃仁 10g

红花 10g　　薄荷 10g　　白芷 10g　　珍珠母 40g^{先煎}

服上药 7 剂，头痛缓解，但头怕风，无食欲。上方加防风、焦三仙各 10g，炙黄芪 30g。服 7 剂，头痛、头晕痊愈，眠可，饮食正常。嘱继续服药 10 剂。

【按】《张氏医通》云："六腑清阳之气，五脏精华之血，皆朝会于高颠，天气所发六淫之邪，人气所变五脏之逆，皆能上犯而为灾害。"总括了该病的病机关键。脏腑清阳之气不升，多由脏腑功能失常，痰浊、水饮、瘀血阻滞而成，临床此类头痛占有很大的比例。程士德教授治此，以调理脏腑的功能为制方的总则，根据痰、水、湿、瘀的不同而辨证治之。案1为脏腑功能失调，气血两亏之头痛。气血乃脾胃所化，上注于清窍，气虚无以行血，血亏无以载气，脑为髓之海，髓赖精血气津的不断补充。今气血不足，精无以化，髓无以充，髓海空虚，脑转耳鸣，头为之痛，故以补中益气汤、四物汤合方为主，健脾升提中气，补血填精，虚痛自除。案2为气滞血瘀之头痛，方用血府逐瘀汤为主，活血化瘀，通窍止痛。气行血畅，则脏腑气机升降正常，清阳得升，以滋养脑窍，浊阴得降，以泻除浊滞，头痛自止。本案因学习紧张，眠差，情绪不稳定，故佐以疏肝理气、镇静宁神之品，全方有升有降，有行有补。顺脏腑功能活动特点，是程士德教授治此的特点之一。

[苏晶. 程士德教授治疗头痛验案分析. 中医药学报 2000；(3)：1]

顽固性呃逆案

孙某，男，69 岁。

患者于 1992 年 10 月 27 日以右下肺炎、多发性脑梗死、高血压病Ⅲ期住我院干部病房。入院后给予对症西药治疗，病情好转。于 1993 年 3 月 23 日无明显诱因出现连续频繁性呃逆，尤以夜间为重，给以针灸、耳针治疗呃逆不止，并呈阵发性加重，有时出现憋气、呼吸暂停现象。前医给予和胃化痰、降逆止呕之旋覆代赭汤合丁香柿蒂汤不效。给予肌注 654－2 及穴位阿托品封闭后呃逆才暂时稍有缓解，但 1～2 小时后仍呃逆续作。于 1993 年 3 月 30 日特请程老诊治。视病人肥胖体质，口唇紫绀，舌质暗红，舌边有瘀斑，舌苔黄厚而滑，脉涩。

辨证：瘀血内阻，肝郁不舒，横犯胃腑，胃失和降，呃逆不止。

治法：活血化瘀，疏肝和胃，降逆化痰。

处方：

归尾 10g	赤芍 10g	川芎 10g	桃仁 10g
红花 10g	柴胡 10g	枳壳 10g	桂枝 10g
牛膝 10g	旋覆花 10g	代赭石 30g^{先煎}	胆南星 10g
半夏 10g	厚朴 10g	熟大黄 6g	

二诊：服上方 3 剂后，呃逆明显好转，夜间已能入眠，时有间歇性呃逆，宗上方继服 4 剂后呃逆完全停止，患者精神、饮食、大便、睡眠均佳，全身无不适。

【按】顽固性呃逆一证在临床常见，多采用和胃降逆之法，效果不佳。其他如针灸、耳针等，对轻者有效，而重者几乎无效。程老采用活血化瘀解郁之法，则收到明显效果。程老抓住患者瘀血痰阻之主证，用桃红四物汤活血化瘀，四逆散行气解郁，尤以牛膝通利血脉，引血下行，桂枝通阳气，旋覆花下气消痰，降逆除呃，代赭石体重而沉降，善镇冲逆，半夏祛痰散结，降逆和胃，胆星豁痰定惊。全方共奏活血化瘀、化痰、降逆和胃之效，使肝气舒，胃气和，呃逆止。

［张鸿泰．程士德教授治疗顽固性呃逆验案．北京中医药大学学报 1994；17（3）：35］

顽固性泄泻案

王某，男，28 岁，1997 年 6 月 1 日初诊。

主诉：腹泻 6 个月。

现病史：患者半年前到美国，2 周后开始泄泻，大便夹有未消化食物，腹胀，排气多，不欲饮食。回国后一直服各种止泻、助消化之西药，均无效。

近 1 个月腹泻加重，日便 3 次以上，肠鸣腹胀尤甚，大便呈水样，虽排气较多，但腹胀无减，疲倦乏力。查：形体消瘦，面色萎黄，舌淡，苔白腻，脉滑。

诊断：泄泻，证属脾虚湿滞。

治法：健脾和胃，抗敏止泻。

处方：

金银花 20g　　银柴胡 10g　　生甘草 10g　　五味子 10g
乌梅 10g　　　防风 10g　　　炒山药 20g　　薏苡仁 20g
太子参 10g　　炒白术 10g　　木香 10g　　　砂仁 6g

每日 1 剂，水煎服。

嘱禁食鱼、虾、肉、蛋、乳制品，待疾病痊愈后，再少量食之。

6 月 8 日二诊：服药 7 剂，腹泻好转，但大便仍有未消化食物，腹胀，排气后稍有缓解，口淡无味，舌淡，苔薄白，脉滑。上方去太子参、炒山药，加焦三仙各 10g，乌药 10g，佛手 10g。10 剂。

6 月 19 日三诊：服药 10 剂，腹泻明显好转，日便 1 次，大便已成形，含少量未消化食物，肠鸣、腹胀减轻，喜热饮食，排气仍较多，舌淡苔白，脉滑。上方加良姜10g，佩兰10g，藿香10g。服药7剂，腹泻已止，腹胀、肠鸣缓解，饮食正常，嘱其继续服上方10剂，以巩固疗效。

【按】《景岳全书·泄泻》云："泄泻之本，无不由脾胃。"就脾胃的功能而言，脾胃为人体气血生化、水谷输布、糟粕排出的重要功能器官，它的功能状态受整体机能状态的影响。由于每个人的饮食、生活、工作环境的不同，机体整体大环境不同，所以引起脾胃功能状态的改变，产生不同的疾病。

本案患者长期生活在中国中原地带，到异国他乡后，水土、饮食、生活环境发生了改变，机体处于失衡状态，肠胃对奶制品、调料品等食入物出现异常反应，引起脾胃受损，水反为湿，谷反为滞，水谷精微难以运化和输布，与湿滞合而下降，即为泄泻。

程士德教授称此为反应性疾病，治疗重视病人机体的状态，故以银花、银柴胡、五味子、乌梅、生甘草、防风（脱敏煎）来调节机体对特异环境的反应状态，抑制各种有毒物质的产生。但无湿滞，何以泄泻，故佐以调理脾胃气机升降之品，清气升，精华得布，浊气降，糟粕排出，分清泌浊，泄泻自止。

[苏晶.程士德教授治疗顽固性泄泻验案1则.山西中医2000；6（16）：7]

王洪图教授医案

王洪图（1937－2009），男，汉族，北京中医药大学教授、博士研究生导师，曾任中医系副主任、《内经》教研室主任、国家中医药管理局《内经》重点学科学术带头人、教育部中医基础理论重点学科带头人。曾获"全国优秀教师"、北京市"先进工作者"、"全国师德先进个人"等称号，享受国务院特殊津贴，为第三批全国老中医药专家学术经验继承工作指导教师。

聚沫则为痛案

《灵枢·五癃津液别》云："寒留于分肉之间，聚沫则为痛。"指出了疼痛的另一个重要机理。《灵枢·周痹》云："周痹者，在于血脉之中，随脉以上，随脉以下，不能左右，各当其所。"又曰："此内不在脏，而外未发于皮，独居分肉之间，真气不能周，故名曰周痹。"可见，周痹是由于邪气侵袭，使气血不能周流而引起的一种游走性疼痛疾患，其疼痛的机理正是由于风寒湿邪气害于血脉肌表，渐入分肉间，阻碍津液气血的流行，使津液聚为痰沫，痰沫聚集排挤分肉而成。

患者，女，52 岁，河北人，2003 年 10 月 13 日诊。

患者几年来周身疼痛，且痛无定处，夜晚为甚，心烦急躁，久治无效，舌暗红，苔薄白，脉沉弦略数。此为"周痹"之证，予桃红四物汤加味活血通络消痰，理气利湿止痛。

处方：

| 桃仁 10g | 红花 10g | 生熟地各 10g | 当归 15g |
| 赤白芍各 15g | 川芎 12g | 制香附 10g | 炒栀子 10g |

5 剂，水煎服，每日 1 剂。

患者服药后病情明显减轻。

【按】关于周痹病机，《灵枢·周痹》谓："风寒湿气，客于外分肉之间，迫切而为沫，沫得寒则聚，聚则排分肉而分裂也，分裂则痛，痛则神归之，神归之则热，热则痛解，痛解则厥，厥则他痹发，发则如是。""神归之"，谓气血归于痛处。"他痹发"，言他处作痛，邪气使津液不布而裂分肉，得到阳气的温煦而痛有所缓解，但邪气又会向其他部位发展，故游走疼痛。《素问·举痛论》总结了寒邪致痛的机理，认为："经脉流行不止，环周不休，寒气入经而稽迟，泣而不行，客于脉外则血少，客于脉中则气不通，故猝然而痛。"指出寒气入客，气血凝涩是造成疼痛的直接原因。而在《灵枢·周痹》中，我们又看到了周痹引起疼痛的关键在于"迫切而为沫"，这里的"沫"，张志聪认为："沫者，风湿相搏，迫切而为涎沫也。"我们可以理解为是寒邪作用于分肉，使津液凝聚而成的稀痰黏液，痰沫再压迫排挤分肉而引起疼痛。可以说，这又是寒邪致痛的又一大病机。因此，治疗痹痛不仅要从气血角度考虑，还要兼顾化痰利湿。本例病人的表现与《内经》记载相同，且有入里化热之象，故以活血化瘀之桃红四物汤为基础，加用香附理气消痰，栀子清热除烦利湿，证药一致，而获满意疗效。

火郁发之案

李某，女，31 岁，北京人，2004 年 8 月 8 日诊。

患者 9 年来每到夏天，若在太阳下行走超过 1000 米，体温即到 38.5℃以上，无汗。询其病史，谓曰：9 年前曾因发烧住院，治疗约一周，诊断未明，但体温恢复正常而出院，此后每年夏月遇热即体温升高，久治无效，给其工作、生活带来很多不便。患者面微赤，舌红，苔薄黄，脉弦数，大便调。

此为火热内郁之证，治当宣散郁热。

处方：

荆芥 10g　　　防风 10g　　　炒栀子 12g　　　黄芩 12g

赤芍 10g　　　焦三仙各10g　水红花子 10g　　茅芦根各12g

6 剂，水煎服，每日 1 剂。

药后病人微有汗出，再遇环境炎热及在阳光下行走，体温保持正常，病愈。

【按】刘完素在《内经》的基础上，详细总结了火热病的病机，特别提出火热病发生发展的关键在于阳气怫郁，认为阳气郁结，气机阻滞，则玄府闭塞，从而产生多种火热病变，并提出"随其深浅，察其微甚，视其所宜而治之"的治疗原则。主要使用宣、清、通三法和辛苦寒药，这对于后世治疗火热为病有较大的指导意义。

本病患者当初发烧，虽经治疗暂时热退，但其体内火热邪气尚存郁于体内，不得宣泄。一旦遇到外界火热之气，则内火引动更盛，出现体温升高。火性炎上，卫表受遏，腠理闭塞不开而无汗，使火热邪气不能外达，可导致体温上升，正如《素问玄机原病式》里所述的"汗偏不出者，由怫热郁结，气血壅滞故也"，故以宣散郁热之法治疗，方中荆芥、防风辛温解表，宣散邪气，栀子、黄芩苦寒清热，赤芍、水红花子清热凉血，散瘀去热，茅芦根清热利湿生津，焦三仙和中健脾，以防寒凉太过伤及脾土，诸药配伍得当，宣散不耗气，清热无伤阴，使 9 年病苦顷刻尽除。

脾 为 涎 案

《素问·宣明五气》篇谓："脾为涎。"因为涎出于口，而口为脾之窍，所以认为涎为脾之液。故见有涎液过多之病，应当考虑从脾论治。

宋某，男，24 岁，河北人，2004 年 8 月 20 日诊。

患者主诉 1 月来每日晨起即口涎过多，需不停唾出，质稠色白，舌红，苔薄白，脉弦实。此为脾热之证，治以清泻脾热，兼疏泄少阳，方用泻黄散加味。

处方：

防风 6g　　炒栀子 10g　　生石膏 15g

藿香 10g　柴胡 10g

1 剂，为散，以水冲服，每服 4g，每日 2 次。

1 周后，病人前来告知，口涎已止，病愈。

【按】《素问·至真要大论》云："诸病水液混浊，皆属于热。"本例患者年轻体健，偶然脾脏失调，津液上溢，其口涎质稠色白是"混浊"的表现，此乃火热之象，故治以清热之泻黄散而见效显著。又其清晨口涎过多，而清晨盖在卯辰时（5~9 时），辰与少阳肝胆之气相应，当是少阳疏泄不利而木来乘土，以致脾病，故用柴胡疏泄之，而收全功。此外，脾证亦有虚实，实者可以用泻黄散为主方，虚者则应用补脾气之药。至于多涎属脾虚证者，则可以借鉴《素问·至真要大论》"诸病水液，澄彻清冷，皆属于寒"来确定，口中流涎清稀者多属于脾虚，可选用四君子汤之类加减。

[翟双庆，王长宇．王洪图教授《内经》临床运用．中国

中医药现代远程教育 2005；2（2）：42 - 44］

因于湿首如裹验案

郭某，男，24 岁，大学生，1974 年诊。

患者自述 3 年来头昏困重，嗜睡。每天早晨因沉睡而听不到起床铃声，上课时伏案而酣睡不醒。因身为学习班长遂自己极力自控，但不能自制，曾服用健脾益气、活血化瘀中药无效。询其起病经过，谓数年前服兵役时，曾在南方某地驻军，每天晨起操练后均到水溪洗浴，约半年后渐感头身困重，复员上大学后，症状加剧。尚有后背发凉，如有冷水喷洒样感觉。脉象缓，舌苔薄白。食欲正常，大便调。

证属湿邪困表，治以解表祛湿，方用羌活胜湿汤加味。

处方：

羌活 10g	独活 10g	蔓荆子 12g	川芎 10g
防风 6g	苍术 10g	藁本 10g	荷叶 8g
生甘草 6g	葛根 12g		

4 剂，水煎服，每日 1 剂。

药后诸症悉除，能正常学习和工作。

【按】湿浊之邪其性属阴，最易阻隔阳气使之不能畅达。不论其中于表、客于里、伤于下，均可出现重滞不爽的症状，如大便不爽、带下黏着、肢体困重等，其中"首如裹"是其典型症状，所以《生气通天论》把它特别提出。当然，"首如裹"仅是湿邪困阻阳气，使清气不能上升温养而表现出的一个症状，不能误解为湿气伤于头。《阴阳应象大论》云："阳气者，精则养神。"说明人精明聪敏，须赖阳气的温养，今湿邪困遏，清阳不升，则头重昏蒙。

本案男大学生，其湿邪伤表的病因十分清楚，即当操练之后，玄孔开张，每以清凉溪水洗浴，致伤表阳，湿邪留恋，所幸其年轻体壮，邪气终未入里，后背"洒洒恶寒"，也是阳气被伤，邪客肌表的反应。前医用健脾益气之药治疗是病轻药重；用活血化瘀药，药亦难达病所，故无效。笔者用羌活胜湿汤为主方散其表湿，所以收效显著。其中加荷叶、葛根不仅可以达邪，且能通畅经脉，振奋阳气。苍术生用，可祛表湿，与炒用祛里湿者不同。还需提及的是，一般来说外感病的病程短，但该病则已三年，这是由湿邪缠绵的性质所决定的，而非风寒暑热外感可比。其实，我们用羌活胜湿汤尚治愈过五年表湿证的病人。所以说判断是否属于表证，不必机械地依据病程长短。

肝咳胁痛案

胡某，女，60 岁，1985 年 7 月 8 日诊。

主诉：咳嗽 20 余日。

现病史：患者病咳嗽 20 余日，服止咳糖浆、甘草片等药无效，咳而少痰，两胁胀痛，口干苦，心烦，嗳气多，胃脘不舒，二便尚调，脉弦滑，舌苔微黄。

证为肝热咳嗽，治以疏肝清热，宣肺止咳，以黛蛤散加味。

处方：

黛蛤散 12g^{布包}	炒栀子 10g	条黄芩 10g	木瓜 10g
龙胆草 10g	浙贝母 10g	杏仁 10g	天花粉 12g
赤芍药 12g	青皮 8g	生甘草 10g	

5 剂，水煎服，每日 1 剂，分两次服。

【按】五脏六腑皆令人咳，其机理在于"肺朝百脉"，各脏腑之病皆可通过经脉影响到肺，使肺失宣降而为咳，故病之末在肺，而病本则在相关脏腑。诸脏腑之咳的症状特点，《咳论》均有明确论述。

本例咳而两胁胀痛，正是肝咳的典型症状，其有胃脘不舒，嗳气多，则是木旺克土的表现。苔黄为有热，热久伤津，故口干苦。黛蛤散为治肝咳的有效方剂。又青黛、木瓜两药配伍亦善治疗肝咳之病，此法为前辈名老中医所传授，数十年来用之多有良效。其道理则在于两药皆入肝经，因木瓜酸温，青黛咸寒，配合使用则无寒温过偏之弊。方中芍药清热柔肝，花粉生津止渴，贝母配青皮疏肝和胃，杏仁伍贝母止咳，至于栀子、黄芩、胆草，重在清泻肝经郁热。

[翟双庆，王长宇．王洪图《内经》临证发挥．北京：人民卫生出版社．2006]

高思华教授医案

高思华（1957－），男，医学博士，北京中医药大学教授、《内经》专业博士研究生导师，北京中医药大学原校长，中医"四大经典"国家级教学团队《内经》课程组首席教授。

癃 闭 治 验

刘某，男，30岁，2009年12月16日初诊。

患者2个月前无明显诱因出现小便不利，尿不尽，伴小腹及前阴部疼痛，腰酸。未予治疗，1 个月前症状加重，到市某医院求治，腹部彩色多普勒超声检查示前列腺炎性改变，诊断为"前列腺炎"，口服西药（具体不详）治疗，诸症未见明显缓解。现症见小便不利，畏寒，小腹及前阴部痛，腰酸，大便略溏，舌质淡，苔薄白，脉沉细。此病在脾肾，证属阳虚，夹瘀夹湿。法当温补脾肾为主，佐以祛瘀化湿。方拟金匮肾气丸合桂枝茯苓丸加减。

处方：

桂枝 15g	茯苓 15g	赤芍 15g	桃仁 10g
丹皮 10g	熟地 20g	山萸肉 10g	炒山药 30g
泽泻 10g	益智仁 10g	川牛膝 15g	制附子 10g^{先煎}
车前子 30g^包	乌药 10g		

7 剂，水煎服，每日 1 剂，分两次温服。

二诊：服前方后小便不利及腰酸有所改善，无畏寒，小腹及前阴部偶有疼痛，大便成形。舌质暗红，苔薄白，脉沉细微数。此脾肾之阳得以温煦，瘀湿之邪得以祛除。当增温肾助阳之品，于上方去炒山药、益智仁、桂枝，加肉桂 6g，当归 12g，小茴香 6g。煎服法同前。

三诊：服前方后小便无不适感，腰酸及小腹、前阴疼痛消失，尿黄，舌质红，苔微黄腻，脉沉微弦。此为脾肾阳虚之证渐愈，下焦微有湿热，故去肉桂、制附子、小茴香，加桂枝 10g，盐黄柏 15g。服法同前。后随访未复发。

【按】《灵枢·本输》曰："肾合膀胱。膀胱者，津液之府。"《素问·宣明五气论》曰："膀胱不利为癃。"《症因脉治》曰："憎寒喜暖，手足逆冷，小腹如冰，心胃无热，此真阳不足而小便不利之症也。""肾主开阖……肾之真阳虚，则关门不利，此聚水生病，而小便不利之因也。"该患者小便不利，畏寒，小腹及前阴部痛，腰酸，舌质淡，苔薄白，脉沉细，可见病属脾肾阳虚，夹瘀夹湿。脾肾阳虚，湿邪困脾，膀胱气化不利而发癃闭。

初诊之方，附子、桂枝、益智仁补肾助阳，化气行水，为主药，熟地、山药、山萸肉滋补肾阴，茯苓、泽泻、丹皮、车前子健脾渗湿利水，川牛膝、赤芍、桃仁活血化瘀，乌药散寒止痛，方中温阳药与补阴药同用，补中有泻，寓泻于补，使得肾阳得以温煦，瘀湿之邪得以祛除。

二诊时小便不利及腰酸有所改善，畏寒之症消失，小腹及前阴部疼痛症状偶尔出现，大便成形，舌质暗红，脉沉细微数。此肾之元阳得以温煦，困脾之湿邪得以祛除，瘀滞之邪得以化解。当增温肾助阳、散寒止痛之品，加肉桂以助阳，当归以活血，小茴香以散寒止痛。

三诊时小便无不适感，腰酸及小腹、会阴部疼痛消失，尿黄，舌质红，苔微黄腻，脉沉微弦。此为脾肾阳虚之证已愈，湿邪渐除，故去助阳散寒止痛之肉桂、制附子、小茴香，改加桂枝温经通脉以巩固疗效，加清利湿热之盐黄柏以祛除下焦之湿热。服此方7剂，诸症皆除，无复发。

总之，在辨证中要把握脾肾阳虚的辨证要点，确定温肾健脾的治疗大法，并本着"治病求本"及"效不更方"的治疗原则来辨证论治。组方有以下特点：治本为主，标本兼治。治本以温肾助阳健脾为主，治标以活血化瘀除湿为辅，诸药合用，共奏温补脾肾、化瘀除湿之功效，使得脾肾之阳得以温煦，瘀湿之邪得以祛除。

（倪金霞整理）

翟双庆教授医案

翟双庆（1962 –），男，医学博士，北京中医药大学基础医学院中医基础系教授、中医基础理论学科《内经》专业博士研究生导师，北京中医药大学校长助理、教务处处长，中医"四大经典"教学团队《内经》课程组主讲教授。

失 眠 治 验

俞某，女，25 岁，公司职员，2004 年 4 月 16 初诊。

患者 2 年前无明显诱因开始失眠，断续治疗，时轻时重。近两周加重，彻夜难眠，心烦。患者食欲不振，每日食少，体态消瘦，说话语速较快，易激动，易激惹，记忆力减退，正常工作已受到影响。曾服安神类中药等但无效。二便尚可，舌尖红，苔薄黄腻，脉象弦滑。证属痰热失眠。治以调理中焦，祛痰清热之法，兼以疏肝安神。方用温胆汤加减。

处方：

柴胡8g	清半夏10g	茯苓10g	青陈皮各6g
黄芩12g	竹茹8g	石菖蒲10g	远志10g
夏枯草12g	枳实10g	生甘草6g	

6 剂，水煎服，每日 1 剂。

二诊：症状明显减轻，每日能睡眠四五个小时。原方再进 6 剂。

一周后病人复诊，失眠已经明显减轻，且不影响正常工作。再进 6 剂以巩固疗效。

【按】《灵枢·邪客》篇所谓"阴虚目不瞑"，是指阴分之中的卫气不足而失眠，亦即卫气不得入于阴，而停留在阳分，与通常所说六味地黄丸证之"阴虚"在概念上完全不同。造成卫气不得入于阴的原因是气机受阻，故《内经》用半夏秫米汤开通气机，调节阴阳。虽然五脏六腑之病，皆可引起卫气运行紊乱而失眠，但临床所见此证却多与胃及大肠不和有关，这是因为两经位于卫气运行自阳入阴的关键部位，此观点可从卫气运行示意图（据《卫气行》）看出。

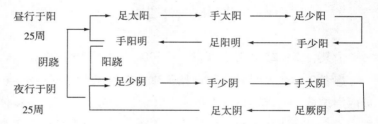

卫气自阳经入于阴经之前的"大门"正是手、足阳明经，因此，二经之气不和，最易影响卫气的顺利运行，若不能入于阴经，则出现失眠。《素问·逆调论》："胃不和则卧不安。"亦属此意。此案启示：调理中焦阳明，实为治疗各种失眠证的关键所在。

此案乃失眠，两年不愈，已经影响到工作生活，然其病机仍为痰热阻滞阳明所致，使用温胆汤加减治之，亦取此方清除痰热之功，且此方药物半夏、陈皮、茯苓、竹茹、枳实皆入脾胃，有调理中焦气机、开痰散结之力，故而奏效。另外，患者情绪激动，有焦虑倾向，故用柴胡、黄芩、夏枯草以清肝疏肝。

嗜睡治验

陈某，男，32岁，司机，2004年4月8日初诊。

患者近1年来头目昏沉，身体倦怠，嗜睡，每夜熟睡十个小时左右，白天仍困，醒后仍有睡意。为此请假，不能坚持工作。患者体胖，面色偏白，食欲不振，大便二日一解，黏腻不爽，舌红，苔白略腻，脉滑略数。证属痰浊困阻嗜睡。治以开痰祛浊，疏理气机之法。予达原饮加减。

处方：

厚朴10g	黄芩12g	败酱草12g	槟榔10g
知母10g	赤芍10g	茯苓10g	薏米20g
草果仁10g	生甘草6g		

12剂，水煎服，每日1剂。

二诊：白天困倦减轻，食欲好转，舌红，苔薄白，脉象转弦滑。痰浊已开，当加重疏理气机、伸张阳气之力。

上方加炒栀子10g，淡豆豉10g，郁金10g。继服6剂。

三诊：白天困倦已除，精神清爽，食欲、大便亦调。二诊方再进6剂，以巩固疗效。

【按】《素问·生气通天论》云："阳气者，精则养神。"此案患者痰浊困阻，清阳不伸，因而不能精明聪敏，而见头目昏沉，身体倦怠；卫气不得从阴出阳，故见嗜睡。所以运用开痰祛浊、疏理气机之法而起效。"脾胃为生痰之源"，中焦为脏腑气机枢纽，故本案紧紧抓住中焦脾胃这一环节，使用达原饮加减治之，亦取此方开达痰浊之力，且吴又可在《温疫论》中谈到达原饮作用时亦认为它是治胃之药。试将此方药力与温胆汤相较，草果、厚朴开痰散结之力大于陈皮、半夏，槟榔坠降之力大于枳实，知母又善治阳明独胜之热。达原饮、温胆汤二方虽其中药物多归于脾胃二经，均有清化痰浊之功，但达原饮所治之痰浊要比温胆汤所治之病为甚。本案嗜睡症，痰浊较重，故选用达原饮加减而治。败酱草、薏米用于增强祛除痰浊之力；炒栀子、淡豆豉、郁金则用于疏理气机、伸张阳气，促进卫气从阴达阳，以解决嗜睡问题。

贺娟教授医案

贺娟（1964 -），女，医学博士，北京中医药大学基础医学院中医基础系教授、中医基础理论学科《内经》专业博士研究生导师，北京中医药大学基础医学院副院长，中医"四大经典"教学团队《内经》课程组主讲教授。

四逆汤加味治疗手足心热

薛某，女，59 岁。初诊时间：2007 年 7 月 22 日。

主诉：手足心发热数年，加重 3 个月。

现病史：患者自诉手足心发热如焚，夜间 11 点至次日 2 点间为甚，伴烦躁异常，难以平卧，无法入睡，需起床不停地走动方可，晨起诸症好转。盗汗，平素易发口腔溃疡，腹部胀满，常发泄泻。舌质暗，苔水滑，脉缓。

辨证：阳虚下脱。

治法：温阳回逆。

处方：

熟附片 15g	肉桂 5g^后下	干姜 10g	桂枝 30g
生龙牡各30g	苍术 20g	陈皮 10g	生薏仁 30g
炙甘草 15g	石菖蒲 10g	五味子 10g	

7 剂，水煎服，每日 1 剂。

二诊：诸症无明显改善，仍手足心热，舌脉同前。此为病重药轻，回阳无力，宜加大温阳力度。

处方：

熟附片 30g	肉桂 10g^后下	干姜 10g	桂枝 20g
生龙牡各30g	砂仁 10g^碎,后下	何首乌 30g	五味子 15g
炙甘草 30g	炒栀子 15g	淡豆豉 15g	决明子 30g

5 剂，水煎服，每日 1 剂。

三诊：诸症明显改善，烦躁消失，手足心热减轻，但仍前半夜难以入睡，舌脉同前。

处方：

熟附片 30g	肉桂 10g^后下	干姜 10g	桂枝 30g
生龙牡各30g	砂仁 10g^碎,后下	何首乌 30g	五味子 15g
炙甘草 30g	石菖蒲 15g	茯神 15g	丹参 30g
合欢皮 15g			

7 剂，水煎服，每日 1 剂。痊愈。

【按】手足心发热，按照《中医诊断学》的内容，一般是从阴虚内热的角度辨证，再加之患者烦躁、失眠、盗汗等症状，很容易误诊为阴虚之证。但结合患者的舌脉症状，舌质暗，苔水滑，脉象缓，与阴虚证不符合。再见患者有腹部胀满、腹泻之症，当属于阳虚，为阳气虚清阳不升所导致的飧泄。烦躁、失眠是阳气虚不能养神的表现。《素问·生气通天论》言："阳气者，精则养神，柔则养筋。"阳气虚不能温阳神气，则出现心神不养的失眠、烦躁；患者足心夜间如焚，当为虚阳下脱之象。按照《内经》理论，人体的阳气，在一天之中有生长收藏的变化，《灵枢·一日分为四时》言："春生，夏长，秋收，冬藏，是气之常也，人亦应之。以一日分为四时，朝则为春，日中为夏，日入为秋，夜半为冬。朝则人气始生，病气衰，故旦慧；日中人气长，长则胜邪，故安；夕则人气始衰，邪气始生，故加；夜半人气入藏，邪气独居于身，故甚也。"患者之阳气，入夜后处于收藏的状态，因此，如果本来属于阳气虚者，夜晚阳虚加重，各种症状会表现严重。而随着后半夜阳气的逐步回升，症状减轻或消失。

第一诊时，虽然用药对证，但因患者阳虚太甚，病重药轻，故难以取效。二诊时加大温阳药的剂量，以四逆汤作基本方，配伍以治疗阳虚烦躁的桂枝加龙骨牡蛎汤，辅佐以肉桂、砂仁、何首乌温补下元阳气，以五味子安神，炒栀子、决明子除烦，故收到桴鼓之效。

烟建华教授医案

烟建华（1943 - ），男，北京中医药大学基础医学院中医基础系教授、中医基础理论学科《内经》专业博士研究生导师，中医"四大经典"教学团队《内经》课程组主讲教授。

小儿尿崩症治验

葛某，女，2 岁。初诊日期：1995 年 8 月 4 日。

主诉：多饮多尿 19 个月。

现病史：1994 年 1 月因饮食中毒诱发发热、咳喘，经安徽当地县医院治疗，急性过程控制后，相继出现多饮多尿，每日饮水量约 2500ml，尿量约 2200ml，余未诉不适。

诊查：舌尖偏红。1 周前化验：尿比重 1.005。血气分析：$PO_2$75%，$PCO_2$24%，HCO_3^-16mEq/L。

辨证：肺胃热盛伤津，肾气失于蒸化。

治法：清泄肺胃，兼以生津，温养肾脏，鼓舞气化。

处方：

生石膏 30g^{先煎}　芦茅根各 30g^{后下}　生晒参 3g

3 剂，水煎，每日分 2 次服，并送服金匮肾气丸半丸。

二诊：1995 年 8 月 9 日。服上方 3 剂，多饮多尿症状大减，仍舌尖偏红、少津。继以前法化裁，去生晒参，改沙参 15g，竹叶 6g，2 剂，水煎代茶饮，余法同前。

患者病情稳定，继上方调整，先后加浮小麦 6～9g，炒白芍 6～9g，生甘草 3g，白粳米 1 把，大枣 5 枚，沙参改生晒参 2g（另煎），煎汤代水饮，共 18 剂，配合金匮肾气丸每次半丸，每日 2 次。患者一直病情平稳，多饮多尿消失，食眠活动正常，8 月 30 日复查尿比重 1.020，血气分析：$PO_2$96%，$PCO_2$42%，HCO_3^-25mEq/L。病告痊愈，嘱带药 15 剂，继续巩固疗效。半年后来信，述说病情无反复。

【按】本案例小儿尿崩症，属中医消渴范畴。缘于发热后，肺胃郁热伤津，故口渴不止；又伤及下焦未充之肾气，肾气失于蒸腾气化，故多尿。肺主治节，为水之上源，热伤肺之气阴，治节失司，水精不布，津不上承，直趋下焦，加之幼儿肾气未充，又"逢大热而渴，渴则阳气内伐"（《素问·痿论》），伤及肾气，致使肾之气化不及，则水液失于蒸腾，导致多饮多尿，尿比重低。查舌尖偏红，知热在上焦。今上焦有热，下焦气化不及，上焦宜清，而养阴清热则影响下焦肾阳之温化，下焦宜温，又不利于上焦邪热之清泄。根据中医传统理论，汤者荡也，丸者缓也，故治以白虎加人参汤荡涤肺胃之热，配合金匮肾气丸，丸药沉缓趋下以助肾阳气化，既促进肺之治节，又助肾之气化功能的恢复。方中重用生石膏清泄肺胃实热，芦茅根、竹叶轻清泄肺而不伤阴，生晒参、沙参益气养阴，增强肺之治节功能，浮小麦、甘草、大枣、炒白芍敛阴缓急为佐使药，配合金匮肾气丸，温补肾以助气化。全方以清泄肺胃实热为主，辅以益气护阴缓急、补肾化气布津，药证相符，效如桴鼓。

闭 经 治 验

雷某，女，40 岁，已婚。初诊日期：1996 年 4 月 4 日。

主诉：停经 3 个月，每次月经欲来不至之时伴腰酸、腹部不适感，伴面部、肢体浮肿，小腹坠胀，小便不利。

诊查：舌胖大色紫，脉沉，左弦细。

辨证：气血亏虚，肝郁脾虚，水湿阻滞。

治法：益气养血，健脾利湿，疏肝通经。

处方：

太子参 15g	白术 10g	茯苓 20g	当归 10g
川芎 6g	鸡血藤 30g	杭白芍 10g	益母草 30g
柴胡 10g	枳壳 10g	泽泻 10g	泽兰 10g
三七粉 0.5g冲	车前子 10g包	怀牛膝 12g	

7 剂，水煎服。

二诊：4 月 18 日。服上药后水肿大减，月经仍未至，届时腰酸、腹部下坠明显，左足跟痛，舌体胖大，两尺脉沉弱。考虑肾阳亏虚，肾精不足，天癸乏源，加强补肾助阳、益气通经。

处方：

仙茅 10g	仙灵脾 10g	巴戟天 10g	生黄芪 15g
白术 15g	茯苓 15g	陈皮 10g	白芥子 6g
桂枝 10g	法半夏 10g	泽泻 18g	当归 18g
益母草 30g	土鳖虫 6g	车前子 18g包	怀牛膝 10g
补骨脂 10g	炙山甲 10g	炙甘草 5g	

7 剂，水煎服，每日 1 剂。

三诊：5 月 23 日。月经来潮 5 天，血量可，无特殊不适，脉弦细。仍以前方按原法服用。

继调治两个月经周期。患者后因它病来诊，言依法用药，月经周期转正常，闭经告愈。

【按】本案闭经系肾精亏虚、命门火衰、气血不足、脾虚湿阻所致。先予益气养血、健脾利湿通经，月经未至，后加强温肾壮阳而收效。《内经》云：年至四十阴气自半。肾主藏精，为水火之脏，主生殖，为月经之源。人之早衰，肾精亏虚，命门火衰，则生殖之精——天癸生化乏源；命门火衰不能上温脾土，脾失健运，一则气血生化无足，再则水湿不化，阻滞经脉，以上因素综合为患导致闭经。先以太子参、白术、茯苓、当归、杭白芍益气养血；合泽泻、车前子健脾利水；合益母草、三七、川芎、鸡血藤、泽兰、怀牛膝养血活血通经；佐以柴胡、枳壳调肝理气。肿势渐消，湿阻减轻，后继加强补肾填精、益气养血、温通血脉之功，以仙茅、仙灵脾、巴戟天、补骨脂、怀牛膝补肾填精，温命门之火，以当归、白芍、丹参、益母草、土鳖虫、炙山甲养血活血通经。二诊加强温肾壮阳通经，增添经血由内向外涌动之力，因而取效。

痤 疮 治 验

韩某，男，21 岁，未婚。初诊日期：2001 年 7 月 29 日

面部痤疮，痛痒时脓，口渴，便干。诊查：舌上有红点，苔黄腻，脉滑数。

辨证：湿热郁结于血分。

治法：清热燥湿，凉血解毒，透邪外散。

处方：

黄芩 10g	黄连 10g	生地黄 18g	酒军 6g
丹皮 15g	赤芍 15g	葛根 6g	白芷 6g
白鲜皮 30g	连翘 10g	赤小豆 30g	川牛膝 15g
水牛角粉 6g	苍术 10g	厚朴 10g	陈皮 10g
生甘草 3g			

10 剂，水煎服，每日 1 剂。

二诊：2001 年 8 月 12 日。服上方后，左侧面部痤疮减轻，苔退，脉如前。

处方：

生地黄 30g	赤芍 15g	丹皮 15g	水牛角粉 6g
升麻 15g	连翘 10g	银花 15g	生甘草 3g
酒军 5g	葛根 6g	白芷 6g	黄芩 10g
川牛膝 12g	莞蔚子 18g	大枣 3 枚	

7 剂，水煎服，每日 1 剂。

后痤疮全部减轻，又服用二十余剂，面部痤疮几平，后改清凉调养善后。

【按】《素问·生气通天论》云："汗出见湿，乃生痤疿。"《内经》认为，痤疮乃湿热毒邪郁于肤腠所致，而面部为阳明经所过之处，故以清阳明经湿热毒邪为本病的治疗大法。方中以平胃散燥湿；泻心汤、水牛角粉泻火解毒；生地黄、丹皮、赤芍清热凉血；连翘、赤小豆透邪外散；白鲜皮清热解毒，除湿止痒；葛根、白芷为阳明经引经药，载药上行面部；牛膝引随火热上升之气血下行。诸药合用，共奏清热燥湿、凉血解毒、透邪外散之功。二诊时，湿邪已去，故减平胃散、白鲜皮，仍以泻心汤、水牛角粉清热，生地黄、赤芍、丹皮、莞蔚子凉血活血，银花、连翘透邪外散，继进七剂，药后痤疮全部减轻，又服用二十余剂，面部痤疮几平。

钱会南教授医案

钱会南（1955－），女，医学博士，北京中医药大学基础医学院中医基础系主任、教授，中医基础理论学科《内经》专业博士研究生导师，中医"四大经典"国家级教学团队

《内经》课程组主讲教授。

胃脘痛治验

胡某，女，26 岁。初诊日期：2008 年 10 月 20 日。

胃脘疼痛 1 周。

患者 1 周前因感寒、饥饱失常而致胃脘疼痛，刻下胃脘疼痛，脘腹胀满闷不舒，不时嗳气，饭后尤甚，矢气频繁，手足冷，喜温恶寒，大便欠通畅。脉沉细，舌淡红，舌边齿痕，苔薄白。半年前曾被医院诊为慢性浅表性胃炎。此乃寒邪犯胃，饮食不节，脾胃健运失职，胃气失和所致胃痛。治当温胃散寒，行气止痛，予良附丸合香苏散加减。

处方：

高良姜 8g	干姜 8g	丹参 10g	苏梗 8g
砂仁 6g^{后下}	香附 10g	荔枝核 10g	百合 12g
川楝子 10g	元胡 10g	白术 12g	炒麦芽 12g
麦冬 12g	炙甘草 6g		

7 剂，水煎，每日 1 剂，分 3 次服。并嘱咐患者注意保暖，慎调饮食。

二诊：服药后，胃脘疼痛诸症明显缓解，大便通畅，时而嗳气腹胀，疲乏倦怠无力，前方去元胡，加莱菔子 10g，黄芪 15g。14 剂，水煎，每日 1 剂，分 3 次服。

三诊：诸症基本消除，予服用香砂养胃丸善后。

【按】脾胃同居中焦，胃主受纳，脾主运化，胃气以降为顺。《素问·痹论》云："饮食自倍，肠胃乃伤。"患者感寒、饥饱失常，导致寒邪犯胃，饮食失节，使脾胃运化失调，气机失其调畅，胃失其和降，而致胃痛。治法为温胃散寒，行气止痛，以良附丸合香苏散加减。其发病和加重与感寒、饥饱失常密切相关，故服药同时嘱咐其注意保暖，谨慎调理饮食。服药后，二诊时胃脘疼痛诸症明显缓解，大便通畅，但是时而嗳气腹胀，疲乏倦怠无力，故将前方的元胡改为莱菔子10g，再加黄芪15g，以增降逆理气与健脾之功。三诊时，诸症基本消除，予香砂养胃丸善后调理。

郁 证 治 验

张某某，男，38 岁。初诊日期：2007 年 11 月 26 日。

郁闷心烦，时而手足有僵硬感十余天。

患者十多天前因生活与工作变故而情绪不遂，忧思恼怒，前思后想，难得其解，进而郁闷心烦，甚至心乱难抑，坐立不安，急躁易怒，时而手足或有僵硬之感，时而似有筋惕肉瞤，喜静不欲外出活动，不愿与人交往。二便尚可。血压、血脂检查正常。舌尖红，苔薄黄，脉细数。病属于郁证，因肝郁化火所致。治宜疏肝解郁，平肝柔肝息风。

处方：

柴胡 10g	麦芽 12g	郁金 10g	大枣 12g
白芍 10g	钩藤 10g	佛手 10g	合欢皮 10g
僵蚕 10g	炙甘草 12g	生龙骨 15g^{先煎}	葛根 12g

14 剂，水煎，每日 1 剂，分 2 次服。

二诊：服药后，郁闷心烦、手足僵硬感等症状逐渐缓解，能安静坐下来做些事情，但遇紧张之事，时而手足无措，夜寐欠安，或有心慌心悸之感。近 3 日洗澡后，手前臂局部皮肤有红疹瘙痒。舌边尖红，脉细。

前方去僵蚕、葛根、合欢皮，加炒枣仁 15g，生牡蛎（先煎）12g，白蒺藜 10g，蝉蜕 10g。14 剂，水煎服，每日 1 剂，分 2 次服。

三诊：服药后，紧张心慌诸症得以明显减轻，睡眠尚可，手前臂局部皮肤红疹瘙痒消退。舌尖稍红，脉细。

前方去白蒺藜、蝉蜕，加生地 12g，麦冬 12g。14 剂，水煎服，每日 1 剂，分 2 次服。

随访未再复发。

【按】《素问·举痛论》曰："百病生于气。"认为情志失调，气机运行紊乱，可导致多种疾病的产生，并进一步说："怒则气上"，"思则气结"。患者因为生活与工作变故，引起情绪不遂，忧思恼怒，影响肝气的舒畅条达，肝气郁结不舒，故喜静不欲外出活动，不愿与人交往；肝失疏泄，郁而化火，扰乱心神，故出现郁闷心烦，甚至心乱难抑，坐立不安；肝郁化火，故急躁易怒；肝阴不足，筋脉失于濡养，阴虚风动，故时而手足或有僵硬之感，或时而似有筋惕肉瞤。治疗予疏肝解郁、平肝柔肝息风为法。服药后，二诊时郁闷心烦、手足僵硬感等症状逐渐缓解，能安静坐下来做些事情，但是遇到紧张之事，有时会感到手足无措，夜寐欠安。加之洗澡后，局部皮肤有红疹瘙痒。故加炒枣仁 15g，生牡蛎（先下）12g，白蒺藜 10g，蝉蜕 10g，以达安神镇静、祛风止痒之功效。三诊时，紧张心慌诸症明显减轻，睡眠尚可，皮肤红疹瘙痒消退，故予方减去白蒺藜、蝉蜕，加生地 12g，麦冬 12g，以增强清热养阴之功。

张银柱副教授医案

张银柱（1959 -），男，医学博士，北京中医药大学基础医学院中医基础系副教授、中医基础理论学科《内经》专业硕士研究生导师，中医"四大经典"教学团队《内经》课程组主讲教授。

苓甘五味姜辛汤合真武汤加味治疗喘证

张某，女，60岁。2009年5月7日就诊。

反复咳嗽、气喘3年。

3年前无明显诱因出现咳嗽、气喘伴咳吐白色痰。早期症状轻微，多在冬季发作，自服抗生素或气候转暖时症状可缓解，后期病情逐渐加重，症状常年存在，不分季节。一个月前因感冒，症状明显加重，石家庄某医院诊断为"慢性支气管炎"，经抗炎、止咳、平喘治疗后，症状无明显缓解，遂来就诊。症见咳嗽、咳痰，尤以晨起为重，痰呈白色黏液泡沫状，黏稠不易咳出，气喘，动则加剧，呼吸困难，心悸，问诊时亦有气急现象，疲乏，纳差，面色晦暗，体形偏瘦，自述一年来，体重减轻6千克，恶寒，夜尿多，舌质淡，苔浊腻而润，脉沉弱滑。X线检查：两肺下部纹理增粗，部分呈条索状，有散在斑点阴影重叠其上。

证属肺肾两虚，痰浊壅肺，法当补肾纳气，宣肺平喘，止咳化痰，方拟苓甘五味姜辛汤合真武汤加味。

处方：

紫河车 12g	全虫 10g	地龙 20g	茯苓 15g
炙甘草 10g	五味子 10g	干姜 10g	细辛 3g
丹参 20g	当归 15g	党参 20g	杏仁 10g
射干 10g	麻黄 10g	蜈蚣 2 条	麦冬 15g
制附子 10g	炒白术 20g	白芍 20g	生姜 10g

7 剂，水煎，每日 1 剂，分 2 次饭后半小时服。忌生冷及荤腥、辛辣等物。

二诊：服前方后气喘明显减轻，已能和医生正常交流而不感到气急，咳嗽、咳痰基本消失，恶寒、乏力减轻，夜尿一次，心悸感已无。舌质淡，苔腻略退，脉沉滑。此肾阳得以恢复，肺气得以肃降，瘀血得化，但痰饮未完全温化，当增强温化痰饮的药物，上方加草果仁 10g，全虫剂量减半，煎服法同前，7 剂。

三诊：服上方 7 剂后，咳止喘平，恶寒、心悸基本消失，仅遗有乏力，舌淡苔白，脉沉弱。此为痰饮得化，但仍遗有肺肾气虚。针对病机，宜肺肾双补，方用金匮肾气丸合四君子汤加味。

处方：

熟地 30g	山药 15g	山茱萸 15g	茯苓 10g
泽泻 10g	丹皮 10g	制附子 6g	肉桂 3g
党参 20g	炒白术 15g	炙甘草 10g	陈皮 6g
砂仁 10g			

7 剂。随访未复发。

【按】《素问·至真要大论》曰："诸气膹郁，皆属于肺"。《灵枢·经脉》篇曰："肾足少阴之脉，是动则病……喝喝而喘。"所以喘证涉及到的脏腑，主要与肺肾有关。患者喘证日久，呼多吸少，气不得续，动则喘甚，当属久病肺虚及肾，气失摄纳。肾虚精气亏损，则见消瘦、神疲。肾阳虚，阳气不能温养于外，则见肢冷、恶寒。阳虚不能温化水饮，水饮上泛为痰浊，痰浊壅肺，可见咳嗽、咳痰、苔浊腻。从症脉分析可以得知，本案属于肺肾两虚，痰浊上泛，属本虚标实之证。治宜侧重温肾培本，肺脾肾兼顾。方用苓甘五味姜辛汤温肺化饮，使寒邪得去，痰饮得消；真武汤温阳利水，脾肾双补。根据久病多虚、久病多瘀的机理，酌加全虫、蜈蚣开瘀解毒，紫河车补肾益精、止咳，余药皆为止咳平喘润肺而设。

二诊时咳嗽、气喘得以改善，但患者体质较弱，因虑全虫有小毒，根据《内经》"大毒治病，十去其六"的原则，所以全虫剂量减半，由于苔腻未退，表明体内仍有痰浊未化，故加用草果仁散寒燥湿化痰。

三诊时咳止喘平，表明痰饮得化。但仍有乏力、心悸、恶风等阳虚证候，故用金匮肾气丸合四君子汤温补肾阳，以顾先后天之本。

总之，在辨证中把握了痰浊犯肺和肺肾两虚的病理关键，确立了温化痰饮、止咳平喘和补益肺肾大法并贯穿疾病始终，组方有如下特点：补益肺肾，温化痰浊，治病求本，消除致病因素，开瘀解毒、止咳平喘等药同施，祛邪不伤正，扶正不留邪。痰去喘平，正气得复，故取得较为满意的治疗效果。

《伤寒论》课程组医案

刘渡舟教授医案

刘渡舟（1917 – 2001），男，辽宁营口人，著名中医学家、中医教育家，北京中医药大学教授、主任医师、博士研究生导师。历任《伤寒论》教研室副主任、主任，古典医著教研室主任，《金匮要略》教研室主任，中医基础部负责人，《北京中医药大学学报》主编，北京中医药大学学术委员会委员，全国人大第五、六、七届代表，国务院学位评定委员会学科评议组（医学）成员，中华中医药学会常务理事，中华中医药学会仲景学说专业委员会主任委员等职。著有《伤寒论校注》、《伤寒论诠解》、《伤寒挈要》、《新编伤寒论类方》、《伤寒论十四讲》、《伤寒论临证指要》、《伤寒论通俗讲话》、《医宗金鉴·伤寒心法要诀白话解》等。

苓桂术甘汤治疗水心病

陆某，男，42 岁。

形体肥胖，患有冠心病心肌梗死而住院，救治两月有余，未见功效。现症：心胸疼痛，心悸气短，多在夜晚发作。每当发作之时，自觉有气上冲咽喉，顿感气息窒塞，有时憋气而周身出冷汗，有死亡来临之感。颈旁之血脉又随气上冲，心悸而胀痛不休。视其舌水滑欲滴，切其脉沉弦，偶见结象。刘老辨为水气凌心，心阳受阻，血脉不利之水心病。

处方：

  茯苓 30g 桂枝 12g 白术 10g 炙甘草 10g

此方服 2 剂，气冲得平，心神得安，心悸、胸痛及颈脉胀痛诸症明显减轻。但脉仍带结，尤显露出畏寒肢冷等阳虚见症。乃于上方加附子 9g、肉桂 6g 以复心肾阳气。服 7 剂手足转温，而不恶寒，然心悸气短犹未全瘥，再于上方中加党参、五味子各 10g，以补心肺脉络之气。连服 6 剂，诸症皆痊。

【按】本案冠心病为水气上冲所致，刘老名之谓"水心病"，总由心、脾、肾阳虚，水不化气而内停，成痰成饮，上凌无制为患。心阳虚衰，坐镇无权，水气因之上冲，则见胸痛、心悸、短气等心病证候。临床辨识此病，当注意色、舌、脉、证的变化。

望色：多见面色黧黑，此为"水色"。病重者，在额、颊、鼻柱、唇围等处，或皮里肉外出现类似"色素沉着"之黑斑，名为"水斑"。

察舌：舌质淡嫩，苔水滑欲滴。

切脉：或弦，或沉，或沉弦并见，病重时见脉结代或沉伏不起。

辨证：①有水气上冲之候。病人自觉有一股气从心下上冲胸咽。②胸满，夜间为甚，遇寒加重，多伴有咽喉不利，如物梗阻。③心悸，多发于晨起、夜卧、饮食之后，或伴有左侧颈部血脉胀痛。④短气，表现为动则胸闷发憋，呼吸不利，甚则冷汗自出。

治疗水气上冲之"水心病"，首选苓桂术甘汤。本方《伤寒论》用治"心下逆满，气上冲胸，起则头眩，脉沉紧"，《金匮要略》用治"心下有痰饮，胸胁支满，目眩"等水气凌心射肺的病证。苓桂术甘汤有两大作用：①温阳下气而治心悸、胸满。②利小便以消水阴而治痰饮咳逆。方中茯苓作用有四：一是甘淡利水，二是养心安神，三是助肺之治节之令，四是补脾厚土。为本方之主药。桂枝作用有三：一是温复心阳，二是下气降冲，三是通阳消阴。亦为本方之主药。桂枝与茯苓相配，则温阳之中以制水阴，利水之中以复心阳。二者相得益彰，缺一不可。白术补脾，助茯苓以制水；炙甘草温中，助桂枝以扶心阳。药仅四味，配伍精当，大有千军万马之声势，临床疗效惊人，尤治"水心病"一证，可谓独树一帜。

柴陷合剂治疗亚硝酸盐中毒

杨某，男，25岁。

因救火吸入亚硝酸盐类气体中毒，住某医院特护病房抢救。中医所见，胸满憋气，心中疼痛，口苦不欲食，时时泛恶欲吐，大便已五六日未行。舌苔黄白而厚，脉来弦滑。辨为肝之气机疏泄不利，痰火交郁于上中二焦。治法：疏解肝胆气郁，兼利痰火之结。

处方：

柴胡 12g	黄芩 10g	半夏 10g	黄连 10g
糖瓜蒌 50g	炙甘草 6g	生姜 6g	枳实 6g

服药后，大便得下，排出黏液物较多，随之心胸顿觉爽快，口苦大减，呕吐得止。在中西医配合治疗下，此人终于转危为安。

【按】本案为气郁夹痰热为患，痰气火热交郁于上中二焦，故见胸满、心中疼痛；少阳火郁，胃气上逆，则口苦，泛恶；大便不行，为腑气不通，痰气交阻于内所致。治宜疏利气机与清泄痰热并举，本方为小柴胡汤合小陷胸汤加减而成。用小柴胡汤在于疏达肝胆之气，以利枢机开阖，去人参、大枣者，中满忌甘也。佐用小陷胸汤以清热涤痰开结，并有活血利脉之作用。本方加枳实者，以增加理气导滞、宽胸除满之力。本方常用于治少阳气机不和兼见胸满心烦、大便不畅、脉数而滑等症。服药后，大便每多排出黄涎垢物，乃为病去之征象。

乙型肝炎治验

高某，男，31 岁，研究生。1993 年 4 月 18 日初诊。

患者于 1985 年患乙型肝炎，1991 年病情加重，住某医院，诊断为"慢性乙型肝炎伴肝硬化"、"肝功能失代偿期"。服用中西药物，未能控制病情发展，后从书中得知刘老善治肝病，特来求治。初诊时患者面色青暗无华，悲观之情溢于言表。自诉肝区不适，口苦，齿衄，两腿酸软，食少，寐差，小便黄，大便溏泄。血液化验检查：ALT 200IU/L，BIL 2.2mg/dl，白蛋白 2.7g/dl，球蛋白 4.5g/dl，A/G 0.6，Hb11g/dl，WBC 2900/mm^3，PC 60000/mm^3，凝血时间延长。B 超提示：肝硬化改变，部分肝坏死，脾大，少量腹水。视其舌质红苔白，切其脉弦而无力。此肝肾阴虚与肝胆湿热蕴郁不化之证，阴虚为本，湿热为标。因本案湿热为患较重，当以治标为主。

处方：

柴胡 15g	黄芩 10g	茵陈 15g	土茯苓 15g
凤尾草 15g	草河车 10g	炙甘草 4g	土元 10g
泽兰 10g	茜草 12g	大金钱草 30g	龙胆草 4g
白花蛇舌草 15g			

医嘱：静养，忌食荤腥油腻、甘甜食物及各种补品，并忌房事。

服药14剂，饮食增加，大便正常，小便微黄，ALT降至80IU/L，脉来有柔和之象。仍齿衄，两腿酸软，舌红，少寐。此乃湿热渐去，阴血亏虚之本质已露，但毕竟湿热犹盛，不可骤进滋补之品，唯宜清利湿热中兼养阴血。

处方：

柴胡 15g	黄芩 8g	茵陈 15g	土茯苓 15g
凤尾草 15g	草河车 10g	炙甘草 6g	土元 10g
泽兰 10g	茜草 12g	当归 10g	白芍 15g
红花 10g	海螵蛸 15g	虎杖 14g	丹皮 10g
丹参 16g	酸枣仁 30g		

又服14剂，齿衄止，睡眠佳，ALT下降至50IU/L，但仍舌红，乏力，脉来大而无力。此气阴两虚之象，宜清利湿热，益气养阴。

处方：

柴胡 15g	当归 10g	白芍 15g	茵陈 15g
炙甘草 10g	土茯苓 l5g	凤尾草 15g	草河车 10g
土元 10g	泽兰 10g	茜草 10g	海螵蛸 15g
黄芪 10g	党参 10g	白术 10g	鳖甲 10g
龟板 10g	女贞子 12g	旱莲草 12g	

上方服用两个月，自觉症状均消失，ALT 降至 38IU/L，BIL < 1mg/dl，A/G 已趋正常。此大邪已去，唯气血两虚。PC 15000/mm³，皮肤有出血点，面色黧黑，乃气虚不摄，血虚不荣之象。治宜双补气血，乃以补中益气汤与人参养荣汤两方交替服用。

共服四十余剂，无出血点，面色转红润。血液化验检查：ALT 正常，白蛋白 4.5/dl，球蛋白 3.2/dl，A/G 为 1.4。血常规除 PC 略低外，余均正常。B 超：肝硬化程度较前明显减轻。自觉症状除时有腿酸困外，余无不适，予肝炎舒胶胶囊以善其后。1995 年初，患者重返工作岗位，身体健康，并喜得一子。

【按】刘老认为，引发肝炎的主要病因为湿热毒邪，这种理论认识已在临床得到了反复验证。湿热毒邪在一定条件下，如情志内伤，或劳倦太过，或饮食所伤等，侵犯肝脏及其所连属的脏腑与经脉，首先导致肝脏气机的条达失畅，疏泄不利，出现气郁的病变。继而气病及血，由经到络，则可导致经络瘀阻的病变。在其发生、发展过程中，湿热毒邪不解，每易伤阴动血，从而夹有阴血方面的病理变化产生，此时虚实夹杂，治疗颇为棘手。气滞血瘀，血瘀则水不利，又肝病及脾，影响脾之运化水湿功能，肝之疏泄三焦水道功能随之失常，最终导致水液停积于体内，致发肝硬化腹水等病。

所以，刘老诊治肝病，首先辨出阴阳气血发病阶段。在气者，疏肝解郁，清热利湿解毒；在血者，又当佐以养血凉血之药物。本案患者素有案牍之劳，肝脏阴血先伤，继而湿热毒邪侵犯肝脏。初诊时，患者有口苦、溲黄、便溏（肝胆湿热伤及脾胃）、舌红。血液化验见转氨酶偏高的现象，此湿热夹毒蕴结气分之征。虽有阴血不足，但仍以祛除湿邪为要。若误用滋补，则必增湿助热，加重病情。刘老自拟的"柴胡解毒汤"为肝炎气分阶段而设，本方降转氨酶、球蛋白有良效。其人湿热渐去，仍见齿衄、舌红等症，为气病及血，阴分不足，转方用养血和血之品，搜解肝脏、经络中之湿热毒邪，并补养肝脏之阴血。临床证明，本方能有效地阻断肝炎向肝硬化方面的发展。待湿热之邪尽去，症状得到改善后，又当以治本为主，尤其补脾培土，更属重中之重。故继续使用补中益气汤，则终使沉疴痊愈。

总之，治疗本病一定要把握攻邪与扶正的关系，早期正气尚盛，当以攻邪为主。中期正气有虚，宜祛邪之中兼以扶正；后期气血亏虚之时，宜在补益之中佐以祛邪。如此，方事半而功倍。

慢性肾小球肾炎治验

王某，女，68岁。1994年12月3日初诊。

患慢性肾炎两年，常因感冒、劳累而发浮肿，腰痛反复发作，多方治疗，迁延不愈。近半月来浮肿加剧，以下肢为甚，小便不利，腰部酸冷，纳呆，腹胀，时有咽痒，咳嗽。视其面色晦暗不泽，舌质红，苔厚腻，切其脉滑略弦。尿检：蛋白+++，红细胞20个，白细胞少许。血检：BUN 9.2mmol/L，Scr 178μmol/L，胆固醇7.8mmol/L，Hb 80g/L。刘老辨为湿热之毒塞滞三焦。经曰："少阳属肾，故将两脏。"故三焦为病可累及肺肾。治以通利三焦湿热毒邪，荆防肾炎汤主之。

处方：

荆芥 6g	防风 6g	柴胡 10g	前胡 10g
羌活 4g	独活 4g	枳壳 10g	桔梗 10g
半枝莲 10g	生地榆 15g	炒槐花 12g	川芎 6g
赤芍 10g	白花蛇舌草 15g		

服 14 剂，浮肿明显消退，小便增多，尿检：蛋白＋，红细胞少许。药已中病，继以上方出入，又服三十余剂，浮肿尽退，二便正常。尿检：蛋白±。血检：BUN 4.9mmol/L，Scr 85μmol/L，胆固醇 4.2mmol/L，Hb 110g/L。舌淡红，苔薄微腻，脉濡软无力。此大邪已退，正气不复之象。改用参苓白术散 14 剂善后，诸症皆愈。随访半年，未曾复发。

【按】本案为湿热毒邪壅滞三焦所致。邪滞三焦，气化不利，使肺失宣降，脾失健运，肾失蒸腾，故浮肿伴有咳嗽、纳呆、腹胀、小便短赤、舌红、苔黄腻等症。治以清利三焦湿热毒邪，使邪有出路，刘老用自拟荆防肾炎汤。本方由荆防败毒散加减而成，方中巧妙地使用对药。荆芥、防风发表达邪，有逆流挽舟之用；柴胡、前胡疏里透毒，以宣展气机为功；羌活、独活出入表里；枳壳、桔梗升降上下；半枝莲、白花蛇舌草清利湿热毒邪；生地榆、炒槐花清热凉血止血；更用川芎、赤芍、茜草、茯苓等药入血逐瘀，以祛血中之湿毒。本方执一通百，照顾全面，共奏疏利三焦、通达表里、升降上下、溃邪解毒之功，临床用于慢性肾炎属湿热毒邪壅滞者，屡奏效验。

阳 痿 治 验

李某，男，32 岁。

年龄虽壮，却患阳痿，自认为是肾虚，遍服各种补肾壮阳之药，久而无功。视其两目炯炯有神，体魄甚丰，而非虚怯之比，切其脉弦有力，视其舌苔则白滑略厚。除阳痿外，兼见胸胁苦满，口苦，心烦，手足冰冷。细询患病之由，乃因内怀忧愧心情，久而不释，发生此病。肝胆气郁，抑而不伸，阳气受阻，《伤寒论》所谓"阳微结"也。气郁应疏之达之，而反服补阳壮火之品，则实其实，郁其郁，故使病不愈也。当疏肝胆之气郁，以通阳气之凝结。

处方：

柴胡 10g	黄芩 10g	半夏 10g	生姜 8g
党参 10g	炙甘草 10g	白芍 15g	枳实 12g
大枣 7 枚			

仅服 3 剂而愈。

【按】年壮阳痿，非因纵欲，便为情志之障。其胸胁苦满，口苦，心烦，手足逆冷，脉弦有力，乃为阳郁不伸、气机不利之象。盖人遇忧愧愤怒之事，或所愿不遂，每致肝胆气郁，少阳枢机不利，阳气不得畅达。肝主筋，其经循阴器；肾藏志，为作强之官，技巧出焉。肝肾一体，乙癸同源，肝胆气郁，疏泄不利，阳气受阻，则使阳痿不举。黄竹斋说："少年阳痿，有因于失志者……苟志意不遂，则阳气不舒。阳气者，即真火也。譬诸极盛之火，置于密器之中，闭闷其气，不得发越，则立毙而寒矣。此非真火衰也，乃闷郁之故也。"故治此证，但宜疏郁，不宜用补，待"阳气疏而痿自起"。本案选小柴胡汤与四逆散合方，盖欲疏通气机，开泄阳郁，必以斡旋枢机为要。阳经之枢机，在于少阳；阴经之枢机，在于少阴。小柴胡汤和解少阳之枢而利其气，四逆散通畅少阴之枢以达其阳，二方合用，使枢机一开，则气机利，阳气伸，火气达，而阳痿可愈矣。

火热痞治验

王某，女，42岁，1994年3月28日初诊。

患者心下痞满，按之不痛，不欲饮食，小便短赤，大便偏干，心烦，口干，头晕，耳鸣。西医诊为"植物神经功能紊乱"。其舌质红，苔白滑，脉来沉弦小数。此乃无形邪热痞于心下之证，治当泄热消痞，当法《伤寒论》大黄黄连泻心汤之法。

处方：

大黄3g　黄连10g

沸水浸泡片刻，去滓而饮。

服三次后，则心下痞满诸症豁然而愈。

【按】《伤寒论》第154条云："心下痞，按之濡，其脉关上浮者，大黄黄连泻心汤主之。"本方为治疗火热邪气痞塞心下的"火热痞"的正治之法，"心下"位居中焦，脾主升，胃主降，心下部位，乃是阴阳气机升降之要道。如果有邪气阻塞其气机升降，则出现心下部位发生痞塞，气机不得畅通之证。因无实物与之相结，所以按之不硬不痛。火为阳邪，上扰于心，则见心烦，下迫火腑，则见小便短赤。至于舌脉之象，皆是一派火热表现。治以大黄黄连泻心汤，清泄心胃无形之邪热，热汤渍服，取其气而薄其味，直走气分，则痞塞自消。

本方临床运用广泛，不仅治疗心下热痞，而且还能治疗火邪所发生的诸般血证，以及上焦有热的目赤肿痛、头痛、牙痛、口舌生疮、胸膈烦躁等症。

[陈明，刘燕华. 刘渡舟临证验案精选. 北京：学苑出版社. 1996]

聂惠民教授医案

聂惠民（1935 - ），女，北京中医药大学基础医学院中医临床基础系教授，中医临床基础学科《伤寒论》专业博士研究生导师，曾任《伤寒论》教研室主任，为全国首批老中医药专家学术经验继承工作指导老师，中医"四大经典"国家级教学团队高级指导教师。

呕 吐 治 验

吴某，女，32 岁。初诊日期：2003 年 2 月 21 日。

患者平素脾胃不和，稍饮食不慎则吐，现愈来愈重，几乎每顿饭必吐，已一个多月，中西药治疗未见好转，极为痛苦，前来求治。患者面色不泽，眠差，倦怠乏力，舌红，苔淡黄，脉沉细乏力。

处方：

干姜 6g	黄芩 10g	黄连 6g	党参 12g
陈皮 10g	竹茹 12g	杭芍 12g	柴胡 10g
神曲 15g	炒麦芽 20g	炙甘草 6g	炒枣仁 15g

7剂，水煎服，每日1剂。

复诊：2003年2月27日。服上方后，呕吐锐减，1周之中仅吐两次，苔渐退，脉沉细。依前法继续调理14剂，反胃愈。

【按】干姜黄芩黄连人参汤出自于《伤寒论》厥阴篇359条："伤寒本自寒下，医复吐下之，寒格，更逆吐下，若食入口即吐，干姜黄芩黄连人参汤主之。"条文原意是虚寒下利，又复感外邪，医者不辨虚实误用吐下的治疗手段，致使脾胃更伤，脾气更陷，胃气更逆，形成的"寒格"证可用该方治疗。寒格的病机是上热被下寒所格拒，脾胃升降失常。上热则胃气不降而呕吐，下寒则脾气不升而下利。饮食入口即吐，表明胃热气逆尤甚，是辨别本证"上热"的关键。治当以干姜黄芩黄连人参汤清上、温下、补中。

初诊时本案患者"几乎每顿饭必吐"，即与原文"食入口即吐"相仿，为胃热气逆；"脉沉细乏力"属于脾阳不足，故证属上热下寒。《方函口诀》云："此方（干姜黄芩黄连人参汤）治膈有热吐逆不受食者，与半夏、生姜诸止呕吐药无寸效者有特效。"观本案患者过去的病案，可知前医屡用半夏、生姜等和胃降逆止呕之药无效，所以干姜黄芩黄连人参汤确属的对之方，故取用之。方中酌加陈皮、竹茹可加强清热和胃之力；加神曲、麦芽以健胃消食；加柴胡、芍药、甘草、枣仁可以解郁安神。方药病情十分切合，故药后呕吐锐减，疗效甚佳。

失 眠 治 验

崔某，女，66 岁。

失眠三月余，每夜仅睡 4 小时，甚则彻夜不寐，耳鸣，口渴，腹胀腹鸣，大便偏稀，时有胁肋胀痛，苔薄，脉沉弦。

处方：

法半夏 10g	黄连 5g	黄芩 6g	干姜 5g
炙草 6g	党参 15g	大枣 7 枚	柴胡 10g
炒枣仁 15g	生龙牡各 30g	夜交藤 15g	茯神 12g
鸡血藤 15g			

7 剂，每日 1 剂，水煎服。

服药 7 剂后，患者睡眠好转，每晚能睡 6 小时，口渴、腹胀、腹鸣消失，大便正常，本方略作加减，继服 7 剂。

【按】半夏泻心汤是治疗寒热错杂，上热下寒之痞满的常用方，而聂师却以此方加味治疗失眠，取得奇效，实有异曲同工之妙。本证之病机亦属寒热错杂，上热下寒。热在上，故失眠不寐，耳鸣口渴；寒在下，故腹鸣腹胀，大便偏稀；寒热内阻，气机不利，故时有胁痛。聂师以黄芩、黄连，清在上之热，以干姜、法夏，除在下之寒，党参、炙草、大枣益气健脾，寒热得除，脾气得健，睡眠自会好转。上述药为治本之品。复用柴胡疏肝理气，鸡血藤活血舒筋，使气血调畅，心神得养。加之炒枣仁、生龙牡、夜交藤、茯神宁心重镇安神，患者失眠不寐等症定能减轻。综观全方，既用平调寒热之法，以除致病之因，又用宁心安神之药，以治病证之标，如此配伍，标本兼治。聂师治病，不但能够抓准病机，注重致病之因的解决，又要立竿见影，不忽视病人外在表现的消除，这是聂师治疗失眠、汗出等病处方用药的一大特点。

胸痹治验

许某，男，33岁，2008年12月19日初诊。

胸闷，心慌，气短。

患者有"三高症"即血压高、血糖高、血脂高。近日胸闷加重，如有物堵塞，心慌，气短，便燥，唇暗，舌质略暗，舌尖红，苔薄根略厚，脉沉细弱。辨证为痰饮内阻，气阴不足，治以解郁宣痹，宽胸养心，选用瓜蒌薤白半夏汤合生脉饮加减。

处方：

瓜蒌皮15g	薤白10g	法半夏10g	西洋参5g
太子参20g	天麦冬各15g	五味子3g	百合30g
炒白芍15g	当归15g	郁金10g	丹参20g
川厚朴12g	柴胡10g	天麻10g	生石决明30g^{先煎}

14剂，水煎服，每日1剂。

二诊：药后证减，胸闷心慌已微，便和。上方去生石决明，加玉竹15g，丹皮15g，虎杖15g，夏枯草10g。14剂，水煎服，每日1剂。

药后诸症大减，上方加减，调治1个月，以巩固疗效。

【按】瓜蒌薤白半夏汤首见于《金匮要略·胸痹心痛短气病脉证治第九》，原文记载该方主治"胸痹之为病，喘息咳唾，胸背痛，短气，寸口脉沉而迟，关上小紧数"。临床用于痰饮壅塞胸中，致使胸中气机不畅，而出现胸闷、胸痛、气短等症。瓜蒌薤白半夏汤由瓜蒌、薤白、半夏组成，具有宽胸理气、荡涤痰饮之功效。方中瓜蒌开胸涤痰，薤白疏滞散结，半夏逐饮降逆，三药相合，共奏通阳散结、豁痰下气之效。生脉饮始载于张元素《医学启源》，由人参、麦冬、五味子组成，因其具有"气充脉复"之作用，故名生脉饮。方以人参大补元气为君，麦冬养阴生津、清热除烦为臣，五味子酸收敛肺止汗为佐使，三药相合，一补一清一敛，共奏益气养津、敛阴止汗之功。聂老师认为瓜蒌薤白半夏汤为治标之法，生脉饮为治本之法，标本结合，取效更捷。

小柴胡汤应用 5 则

案 1：暴发火眼（毛细血管脆性增加）

隋某，女，58 岁。初诊日期：2009 年 3 月 20 日。

患者半月前突然右眼结膜充血，目涩且胀。曾去西医院诊治，认为是毛细血管脆性增加所致，嘱用维生素 C、路丁等药，服 1 周余，疗效不佳，故求治于中医。就诊时见其右眼结膜充血，自诉伴有偏头痛，右侧腹部不适，舌有热感，舌尖红赤，苔薄，脉弦细。诊其为暴发火眼（毛细血管脆性增加），证属肝火上炎兼肺热气壅。肝胆风火上炎，故目赤、舌热、舌尖边红赤；少阳经气不利，故病证偏于身体一侧，右眼白睛红赤，偏头痛，右侧腹部不适。白睛为气轮，内应于肺，肺热移肠，腑气不通，故右腹不适。治宜解郁疏肝，润肺通腑，方拟小柴胡汤加减。

处方：

柴胡 10g	黄芩 10g	法夏 10g	黄连 6g
丹皮 12g	茅根 15g	连翘 10g	瓜蒌皮 15g
菊花 15g	百合 20g	川朴 12g	炒白芍 15g
香附 12g	茯苓 20g	枸杞子 10g	夏枯草 10g

7 剂，水煎服，每日 1 剂。

二诊：2009 年 3 月 27 日。服药后右眼白睛血丝已退净，右侧腹痛明显减轻，头痛已愈，唯有舌尖仍有不适感。前方去连翘、川朴，加炒山药 15g，炒枳壳 10g，葛根 15g。继服 7 剂善后收功。

【按】本案暴发火眼证属肝火上炎兼肺热气壅，故治疗当解郁疏肝，润肺通腑，治以小柴胡汤加减。方中柴胡、黄芩、半夏、菊花、夏枯草、连翘、炒白芍、枸杞子、香附疏肝解郁，兼清肝火、养肝阴；瓜蒌皮、百合、川朴润肺通腑；黄芩、黄连为泻心汤之意，以泄热止血；丹皮、茅根凉血止血。药与证情合拍，服 7 剂后，右眼白睛血丝退净。二诊时，前方略作加减，稍加健脾生津之品以善后。综观全方，既有针对证候之方，又有针对主症之药，故疗效颇佳。

案 2：胃脘痛（萎缩性胃炎）

高某，男，45 岁，2005 年 5 月 24 日初诊。

患者胃脘胀满疼痛数年，有灼热感，心中烦闷，纳呆，反酸，苔薄，脉沉弦。胃镜检查：胃窦黏膜片状红肿，呈花斑样，以红为主，Hp（＋）。病理提示：（胃窦）幽门型黏膜中度慢性萎缩性胃炎伴中度肠化。西医诊断为萎缩性胃炎。中医辨证为少阳不和，胆热犯胃，治宜和解少阳，清热和胃，用小柴胡汤加减。

处方：

柴胡 10g	黄芩 10g	法半夏 10g	党参 15g
香附 10g	郁金 10g	藿梗 10g	苏梗 10g
黄连 10g	生甘草 6g	干姜 4g	炒神曲 15g
煅瓦楞 30g			

21 剂，水煎服，每日 1 剂。

2005 年 6 月 14 日复诊：服上方 3 周后，胃脘灼热疼痛锐减，食欲转佳。上方去藿梗、苏梗、干姜，生甘草易为炙甘草。

经过两个月的调理，胃脘胀痛消失，灼热感除，纳谷转佳。

【按】小柴胡汤为和解少阳枢机的主方。少阳之气，疏泄升发，不可遏郁，邪犯少阳，气机不畅，则可见神情默默、心烦等气郁之证。少阳之腑，内藏精汁，又有助于脾土消化，少阳有邪，土郁木乘，胃失和降，脾失升清，故不欲食而呕。此即《伤寒论》96 条小柴胡汤所言的"嘿嘿不欲饮食，心烦喜呕"。用小柴胡汤和解少阳枢机，既能外解半表之邪，内清半里之热，又能升清降浊，通调脏腑，不仅疏泄肝胆，而且调理脾胃。101 条还指出："有柴胡证，但见一证便是，不必悉具。"本例患者心中烦闷，纳呆，脉沉弦，符合少阳不和的小柴胡汤证，故聂老师以和解少阳的小柴胡汤加减化裁治疗。方中加香附、郁金理气止痛；煅瓦楞制酸；炒神曲健胃消食；针对胃窦黏膜片状红肿，呈花斑样，以红为主，且 Hp（＋），聂师认为是内有热毒邪气，故加黄连、生甘草以清热解毒；干姜用量较小，意在制约苦寒药以保护胃气；藿梗、苏梗是聂老师治疗胃脘痛常用的一对药。苏梗辛香温通，长于行气宽中，温中止痛；藿梗气味芳香，醒脾和胃，化湿止呕，行气止痛。二药伍用，相得益彰，理气宽中、消胀止痛的力量增强。调理两个月余，诸症皆愈。

案3：失眠

陈某，女，27岁。

失眠两月余，伴口干、唇干，时心烦气躁，困倦乏力，尿频，舌边尖红，苔薄黄，脉沉细弦。有慢性肾炎病史3年。

处方：

柴胡 10g	黄芩 10g	法夏 6g	党参 15g
炙草 6g	生芪 15g	生龙牡各30g	炒枣仁 15g
鸡血藤 15g	山药 12g	茯苓 10g	竹叶 10g
夜交藤 12g			

7剂，每日1剂，水煎服。

服药后，患者睡眠好转，心烦气躁明显减轻，口干、唇干亦好转，聂师略调方药，继服7剂。

【按】失眠一证多从心肝血虚、心神失养、心脾两虚、心肾不交等方面加以论治，但本证聂师以小柴胡汤加减治疗，收到良好效果，说明肝胆郁滞，少阳气机不利亦会导致失眠，故聂师治以柴胡、黄芩、法夏、党参、炙草，仿小柴胡汤和解少阳，疏利肝胆气机，少阳气机舒利，清阳得以上荣，失眠自会好转。生黄芪益气升清，以增强清阳上荣之力；生龙牡药性沉降，配合酸枣仁、夜交藤，使浮神归心，以达养心安神之效；竹叶清心火，可除心烦气躁；茯苓、山药健脾益气，可消困倦乏力，茯苓尚能养心安神，山药亦可固精缩尿，以治尿频；鸡血藤养血活血，通利血脉，使气血条达，心情舒畅，失眠亦会减轻。本案例之特点是聂师以小柴胡汤和解少阳，疏利肝胆气机，治疗失眠一证，这是聂师研究仲景学说"师其法而不泥其方"的又一典型病例。

案4：郁证

李某，女，29岁。

精神抑郁，沉闷不舒三月余。晨起烦躁不安，常悲伤欲哭，口中无味，有紧张、恐惧感。经前腹痛、腰痛，行经时有血块。舌淡红，脉沉细。曾轻生，现服用瑞美隆。

处方：

柴胡10g	黄芩10g	法半夏10g	太子参15g
茯神10g	炒枣仁15g	郁金10g	白梅花10g
百合12g	麦冬12g	葛根10g	天麻3g
生龙牡各30g	桂枝2g		

7剂，每日1剂，水煎服。

服药1周后，证情明显减轻，尤其是晨起烦躁不安之症状基本消失，本方略做调整，继服7剂，瑞美隆减半。服后精神状态趋于正常。守方继服7剂，以巩固疗效。

【按】情志疾患主要责之于肝，因肝主疏泄，性喜条达。人的情志活动正常，主要依赖于肝主疏泄功能的正常发挥。但心主神志，肺主治节，故心肺阴伤，亦可引起精神恍惚，行动失常，即所谓"百合病"。肝郁犯脾，脾胃失和，则口中无味；肝郁胆虚，则紧张恐惧；肝郁气滞，气血运行不畅，则经前腹痛、腰痛，行经时血块较多。本证之病机为肝郁气滞，心肺阴伤，导致精神抑郁。立法疏肝理气，滋养心肺，佐以安神。方中柴胡、黄芩疏肝利胆，和解少阳；郁金、白梅花行气解郁，清心凉血；太子参配茯神、炒枣仁，益气养心安神，配百合、麦冬滋养心肺之阴，而百合、麦冬是治疗"百合病"

的框架药。情志病的治疗从滋补心肺之气阴入手，实乃聂师受"百合病"证治的启发，并加以发挥的结果。葛根、柴胡升举清阳，使清阳上达于脑；法夏、龙牡、天麻、桂枝降逆平冲，使浊阴下行，清阳升，浊阴降，清窍不再为浊阴所蒙，则精神恍惚、行为失常之证自可痊愈。

案5：胸痹

莫某，女，39岁，2008年12月29日初诊。

心慌，胸闷，心烦。

病人自诉平常性格急躁易怒，此次病起于精神不愉。病人舌质红，苔淡黄，脉沉弦。心电图示ST段下移，T波低平，提示冠心病。辨证为气滞不通，治以解郁理气宽胸，选用小柴胡汤合四逆散加减。

处方：

柴胡10g　黄芩10g　法半夏10g　党参15g

枳壳10g　白芍10g　炙甘草6g

7剂，水煎服，每日1剂。

2009年1月12日复诊：心慌、胸闷症大减，前方加减进退。1个月后复查心电图正常。

【按】小柴胡汤源自《伤寒论》，为治少阳病的主方。具有和解少阳、扶正祛邪之功效，为"和剂之祖"。本方由柴胡、黄芩、半夏、生姜、人参、甘草、大枣组成。柴胡、黄芩相合，经腑同治，清疏并行，使气郁得达，火郁得发，枢机通利，胆腑清和，半表之邪从外而解，半里之邪从内而解；生姜配半夏，调理胃气，降逆止呕；人参、甘草、大枣相配，扶正祛邪，防邪内入，又可抑制柴、芩之苦寒，以防伤害脾胃之气。本方既有柴、芩之苦寒清降，又有姜、夏之辛开散邪，复有参、枣、草之甘补调中，寒热并用，攻补兼施，既能疏利少阳枢机，又能调达气机升降，更使内外宣通，气血条达。

四逆散源自《伤寒论》，由柴胡、枳实、芍药、炙甘草组成。柴胡疏肝解郁，透达阳气，枳实理气散结，以利脾胃；二药合用，一升一降，解郁开结，疏达阳气。芍药、甘草酸甘化阴，柔肝缓急，合柴胡之疏肝，枳实之利脾胃，有调理肝脾之功。柴胡、枳实入气分，芍药入血分，又有调和气血之功。聂师认为小柴胡汤与四逆散相合对气滞不通型胸痹颇为适宜。

［李献平，郭华．聂惠民教授临证医案浅析．中医药通报2005；4（5）：16－17。郭华，李献平．聂惠民教授运用经方治疗胃痛的经验．北京中医药大学学报2006；13（4）：33－34］

郝万山教授医案

郝万山（1944－），男，北京中医药大学基础医学院中医临床基础系教授，中医临床基础学科《伤寒论》专业博士研究生导师，曾任中医临床基础系主任，中医"四大经典"教学团队《伤寒论》课程组主讲教授。

顽固性失眠治验

王某，男，42岁，河北石家庄人。初诊日期：2004年6月26日。

患者平素工作压力过重，紧张劳累，而后渐渐出现失眠多梦，易醒，醒后难以入睡，甚则夜不能寐，病程已达三年，曾服用各种安眠药，初期有效，久则无效。白日昏昏沉沉，萎靡不振，精神几近崩溃。刻下：失眠多梦，甚则彻夜不寐，夜间易醒，醒后难以入睡，精神萎靡，伴心烦、口干、纳可、大便略干，舌质嫩红，少苔，脉弦细。据四诊，患者长期工作紧张劳累，心肝之阴暗耗，肝肾同居下焦，乙癸同源，肝阴不足，病程日久，肾阴亦虚，心火亢盛，遂成心肾不交，火水不济之证，故用黄连阿胶汤合酸枣仁汤加减。

处方：

川芎 10g	知母 10g	炒枣仁 30g	菖蒲 6g
远志 10g	茯神 20g	黄芩 10g	黄连 6g
阿胶珠 10g	白芍 20g	生龙骨 30g	生牡蛎 30g
炙甘草 6g	夜交藤 30g	陈皮 10g	

14 剂，水煎服。嘱其根据服中药后的睡眠情况，试停用西药安眠药。

二诊：2004 年 7 月 11 日。患者服药 14 剂，睡眠好转，每日能入睡 3~4 个小时，次日精力充沛，心烦口渴已除，大便转调。效不更方，再进 14 剂而愈。

【按】失眠为临床常见之病，西医学归属于神经衰弱类疾病范畴。中医认为"阳入于阴谓之寐"，即人身之阳气入于阴分则可入睡，阳气不能入于阴分则会失眠。睡眠又与心肾密切相关，肾水要上奉于心，助心阴以制约心阳，使心阳不亢；心阳要下交于肾，助肾阳以温暖肾水，使肾水不寒。如此则心肾相交，水火既济，夜寐则香甜安定，昼醒则精力充沛。此病人失眠三年，根据心烦、不得卧及舌脉，其病机属肾阴虚于下，心火亢于上，至夜则阳不入阴，阴不敛阳，是以失眠不寐。宗《伤寒论》303 条"少阴病，得之二三日以上，心中烦，不得卧，黄连阿胶汤主之"及《金匮要略》"虚劳虚烦不得眠，酸枣仁汤主之"之意，抓主症，根据病机用药，用黄连阿胶汤滋阴清热降火、交通心肾，用酸枣仁汤养肝阴、清虚热、宁心安神，使肝肾得养，心火得清，心神得安。前后用药 28 剂，三年顽疾得以痊愈。

术后高热治验

刘某，男，72 岁。初诊日期：2004 年 6 月 11 日。

患者于 4 月 8 日因化脓性阑尾炎住院而行阑尾切除术，术后按外科常规治疗。但术后 7 天突发高热，体温达 40℃左右，血象高，给予抗生素治疗，体温波动在 38.5℃～39.5℃之间，近两月来遍用各种抗生素，高热不退，并出现霉菌感染，又用大扶康口服，体温仍在 38.5℃以上。特邀会诊。

刻下证见高热，体温 38.9℃，以午后为甚，发热前先有恶寒，发热时面红目赤，心烦口渴，但不欲饮水，腹胀满，不能进食，靠胃管维持营养，大便稀薄无臭味，日行数十次，无肛门灼热感，舌质淡，舌尖嫩红少津，舌苔白腻，脉沉弦而虚。此证发热日久，邪恋正伤，病机复杂。证属少阳郁热，脾胃虚寒，三焦不畅，湿浊壅遏，津液耗伤。故拟和解少阳，温补脾阳，畅达三焦，化浊祛湿，兼以生津之法，用仲景柴胡桂枝干姜汤，并取后世藿香正气散、三仁汤之意化裁。

处方：

柴胡 20g	桂枝 10g	干姜 10g	黄芩 15g
天花粉 30g	藿香 10g	佩兰 10g	生苡仁 15g
杏仁 10g	白蔻仁 10g	炙甘草 6g	云苓 30g
白术 10g			

2 剂，每日 1 剂，水煮 2 次，分 4 次胃管灌服。

二诊：2004 年 6 月 13 日。服药两剂，患者发热已除，体温 36.4℃，口不渴，腹胀仍在，大便次数已经减至日行 3 ~ 5 次，且呈稀软便，舌质转淡红，苔转白略腻，脉虚弦。前方加枳实 15g，厚朴 10g，2 剂，每日 1 剂，水煎，分 3 次服。

共服药 4 剂，体温恢复正常，大便转调，唯觉腹胀，后用他方调理善后。

【按】本证发热四十余日，遍用抗生素及解热镇痛药而热不退。体温虽高，但发热之前有明显恶寒，可谓寒热交作，提示邪恋少阳；口渴，舌面少津，说明津液被伤，但又有不欲饮水，舌苔白腻，腹部胀满，提示湿浊内阻，不能消水，三焦郁遏，气机不畅；大便溏薄无臭味，日行数十次，是中阳受损，脾胃虚寒，湿浊下注的明证。根据发热、口渴、腹胀、便溏这些主症，其证当辨为热郁少阳，脾胃虚寒，湿浊壅遏，三焦不畅，又兼津伤。这与《伤寒论》147 条"伤寒五六日，已发汗而复下之，胸胁满微痛，小便不利，渴而不呕，但头汗出，往来寒热，心烦者，此为未解也，柴胡桂枝干姜汤主之"的病机一致。故用柴胡桂枝干姜汤配入三仁汤、藿香正气散，仅服药 4 剂而热退。对于高热不退的病人，在方中用干姜、桂枝一类的温热药，如非认证准确，恐不敢妄用。

王庆国教授医案

王庆国（1952 - ），男，医学博士，北京中医药大学基础医学院中医临床基础系教授，中医临床基础学科《伤寒论》

专业博士研究生导师，北京中医药大学副校长，中医"四大经典"教学团队《伤寒论》课程组首席教授。

半夏泻心汤加减治疗痞证

张某，女，53岁。初诊日期：2009年4月10日。

患者自诉胃中胀满，打嗝，不反酸，大便溏，胃镜检查示：浅表性胃炎，食道反流。患者有高血压病史，平常血压稳定在140/90mmHg。月经还有，腿不肿。舌质淡，苔薄黄。脉沉滑。此中焦气机紊乱，脾胃阴阳之气不调而成之心下痞，法当辛开苦降，和胃消痞，方拟半夏泻心汤加减。

处方：

法半夏15g	川黄连15g	炒黄芩10g	干姜10g
生晒参10g	炙甘草10g	大枣15g	煅牡蛎15g先煎
生黄芪20g	川朴8g	焦神曲10g	茯苓20g

7剂。水煎服，每日1剂。

二诊：4月17日。服药后效果明显，胃中胀满减轻，大便成形，食欲好，舌质淡，苔薄白，脉滑。前方既效，当守方不移，上方加藿香梗5g，以增强化湿健脾之功。7剂，水煎服，每日1剂。

三诊：4月24日。自诉：胃中胀满进一步改善，打嗝消失，食欲良好，舌质红，苔黄。脉濡滑。此中焦气机复常，脾胃之气得以运化，但热势偏盛，当加重清热解毒之力，并辅以健运脾气，上方去藿香梗5g，加蒲公英30g，炒白术10g。

处方：

法半夏15g　　川黄连15g　　炒黄芩10g　　干姜10g

生晒参10g　　炙甘草10g　　大枣15g　　煅牡蛎15g

生黄芪20g　　川朴6g　　焦神曲10g　　茯苓20g

蒲公英30g　　炒白术10g

14剂。水煎服，每日1剂。嘱进食易于消化之物。

随访未复发。

【按】本案患者胃中胀满，打嗝，大便溏稀，缘由脾胃虚弱，气机升降失常而发，胃气不降则生热，脾气不升而生寒，进一步寒热之气错杂于中焦，而成心下痞。正如清代医家陈蔚所言："但满而不痛者为痞，痞塞于中，如天之不交而成否，故曰痞。"（《伤寒论浅注补正》）方用半夏泻心汤加减，本方为治疗心下痞的代表方。初诊之方用人参、甘草、大枣以温补中气，以助升降之力；用半夏、干姜以散痞气之结；用黄连、黄芩以降胃气之逆。七药合和，共奏苦降、辛开、温补之能，和解心下寒热之纷，以利二气往来之路，同时用煅牡蛎软坚以消痞满，川朴行气以助脾之运化，并加用茯苓利湿，导邪外出。二诊患者症状改善明显，方证相应，加用藿香梗以助化湿之力，守方续进。三诊时热象显现，加蒲公英30g，清热解毒而不伤胃，同时加用炒白术10g，健运中州脾气，以助后天之运。病机针对明确，处方精当，故而收效明显。

柴胡解毒汤加减治疗胁痛

王某，男，35岁。初诊日期：2009年2月10日。

患者患乙型肝炎，"大三阳"。就诊时肝区不适，口苦，食少，倦怠嗜卧，小便黄，大便不爽，面生油垢。肝功检查：ALT 91U/L，白/球蛋白比值 1.37，总胆红素 18.4μmol/L，γ - 谷氨酰转肽酶 150U/L，前白蛋白 146mg/L。B 超未提示肝硬化改变。视其舌红，苔薄黄。切其脉弦滑。此湿热毒邪蕴结肝胆，当急则治标，治当清利肝胆湿热，方用刘渡舟教授经验方柴胡解毒汤。

处方：

柴胡 10g	炒黄芩 15g	茵陈 30g	凤尾草 30g
垂盆草 20g	五味子 15g	生甘草 15g	金钱草 20g
鸡内金 10g	生黄芪 20g	丹参 20g	土鳖虫 10g
虎杖 15g	苏子 20g	赤芍 10g	炒白术 15g
煅牡蛎 15g	怀牛膝 10g	白花蛇舌草 10g	

7 剂。水煎服，每日 1 剂。

二诊：2 月 17 日。各项肝功指标迅速下降。口苦、小便黄已无，食欲稍改善，面色好转，肝区仍不适，舌质暗，苔薄白，脉弦软。湿热毒邪之象已减，但病势有入血分之趋向，上方去怀牛膝 10g，加丹皮 10g，茜草 10g，桂枝 10g。

处方：

柴胡 10g	炒黄芩 15g	茵陈 30g	凤尾草 30g
垂盆草 20g	五味子 15g	生甘草 15g	金钱草 20g
鸡内金 10g	生黄芪 20g	丹参 20g	土鳖虫 10g
虎杖 15g	苏子 20g	赤芍 10g	炒白术 15g
煅牡蛎 15g	丹皮 10g	茜草 10g	桂枝 10g
白花蛇舌草 10g			

14 剂。水煎服，每日 1 剂。

三诊：3 月 3 日。转氨酶已降至正常范围，胁肋胀，大便可，食欲良好，舌淡红，苔薄白。患者病情趋于稳定，当守方续服，巩固治疗效果，但应减小原方祛湿清热之品用量，以免苦寒伤胃，戕伐生机。

处方：

柴胡 10g	炒黄芩 15g	茵陈 30g	凤尾草 30g
垂盆草 20g	五味子 15g	生甘草 15g	金钱草 10g
鸡内金 10g	生黄芪 20g	丹参 20g	土鳖虫 10g
虎杖 15g	苏子 20g	元胡 10g	炒白术 15g
煅牡蛎 15g	桂枝 10g	白花蛇舌草 20g	

10 剂。水煎服，每日 1 剂。

四诊：3 月 13 日。患者最近操劳颇多，又因饮食不慎，肝功检查指标又有波动：ALT 145U/L，AST 53U/L，γ–谷氨酰转肽酶 69U/L。脾大，小腹不胀，纳食可，大便偏稀，舌红苔薄。

处方：

柴胡 10g	炒黄芩 15g	茵陈 30g	凤尾草 30g
垂盆草 20g	五味子 15g	生甘草 15g	金钱草 20g
鸡内金 10g	生黄芪 20g	丹参 10g	土鳖虫 10g
虎杖 15g	苏子 20g	赤芍 10g	炒白术 10g
桂枝 10g	丹皮 10g	茜草 10g	煅瓦楞子 15g
白花蛇舌草 20g			

7 剂。水煎服，每日 1 剂。

五诊：3 月 24 日。患者转氨酶仍居于较高水平，症状无大改变，舌红，脉滑。此湿热之邪仍盛，当以清热利湿、疏利肝胆气机为主，兼以活血养血，补养肝体。

处方：

柴胡 10g	炒黄芩 15g	茵陈 30g	凤尾草 30g
垂盆草 20g	五味子 20g	生甘草 15g	金钱草 20g
鸡内金 10g	生黄芪 20g	丹参 10g	土鳖虫 10g
虎杖 15g	苏子 20g	赤芍 10g	炒白术 10g
桂枝 10g	丹皮 10g	茜草 10g	煅瓦楞子 15g
白花蛇舌草 20g			

7 剂。水煎服，每日 1 剂。

六诊：3 月 31 日。复查肝功，转氨酶已降至较为理想范围，小腹不胀，大便偏稀，舌暗红，脉沉滑。此湿热毒邪已减，脾阳不足之象已显，当兼以温健脾阳，上方加干姜10g。

处方：

柴胡 10g	炒黄芩 15g	茵陈 30g	凤尾草 30g
垂盆草 20g	五味子 20g	生甘草 15g	金钱草 20g
鸡内金 10g	生黄芪 20g	丹参 10g	土鳖虫 10g
虎杖 15g	苏子 20g	赤芍 10g	炒白术 10g
桂枝 10g	丹皮 10g	煅瓦楞子 15g	茜草 10g
干姜 10g	白花蛇舌草 20g		

7 剂。水煎服，每日 1 剂。

上方服用月余，病情稳定，症状大部分改善明显，转氨酶稳定在正常水平，其他指标也趋于正常，嘱其戒烟酒，调情志，慎起居，服药延年。

【按】乙型肝炎主要病因为湿热毒邪。情志内伤，或劳倦太过，或饮食不慎，湿热毒邪侵犯肝胆，首先导致肝胆气机条达失常，疏泄不利，出现气郁病变，继而由气及血，由经入络，最终导致经络瘀阻的病变。病变过程中，湿热毒邪不解，每易伤阴动血，此时虚实夹杂，治疗棘手。而且气滞血瘀，水血同病，肝病及脾，影响脾脏运化，肝脏疏泄，三焦水道失调，终而导致水液内停，继发肝硬化腹水病变。已故经方大家、肝胆病专家刘渡舟教授辨治肝病时提出："肝病首辨阴阳气血，在气者，疏肝解郁，清热利湿解毒；在血者，又当佐以养血活血之品。"颇具临床指导价值。本案患者初诊时，口苦，小便黄，面如油垢，舌红，一派湿热毒邪蕴结气分之象，当急以祛除湿热之邪为主，选用刘渡舟教授经验方柴胡解毒汤。方中重用三草，即金钱草、垂盆草、凤尾草，在于加大本方清热解毒之力，本方降转氨酶、球蛋白有良效。二诊时，诸症减轻，湿热之象已减，但病者肝区不适，舌质发暗，此病邪久羁，病久入络入血之象，当加用活血养血之品，故加入丹皮10g，茜草10g，同时病势已久，阳气必伤，故而加入温通肝阳之桂枝，以助阳运，乃固护正气之用意。纵观本案，治疗始终以柴胡解毒汤为主，随证加减，病人症状改善显著，提示我们当细心揣摩本方，注意其加减化裁，以资临床借鉴。

黄连阿胶汤配伍交泰丸化裁治疗失眠

黄某，男，36岁。初诊日期：2009年2月10日。

不易入睡，睡眠轻浅，梦多。练习静坐1年余，以期怡神静养，有助睡眠，但效果不明显。自觉心下气机不通，有支撑胀满感觉，喜食油腻，舌红少苔，脉细数。此乃水亏火旺，心神不交所致。治当滋肾水，清心火，令其心肾相交，坎离互济。

处方：

生黄芪 15g	生晒参 10g	麦冬 20g	五味子 10g
川连 8g	肉桂 6g	阿胶 10g^{烊化}	牛膝 10g
白芍 15g	当归 10g	山萸肉 10g	鹿角胶 3g^{烊化}
炒枣仁 10g	鸡子黄 1 枚^{烊冲}		

7 剂。水煎服，每日 1 剂。

二诊：2 月 17 日。睡眠改善，心下气机通畅，舌红苔薄，脉细。诸症改善明显，药已中病，当原方续进。

处方：

生黄芪 15g	生晒参 10g	麦冬 20g	五味子 10g
佩兰 10g	炒白术 10g	枸杞子 10g	肉桂 4g
川黄连 8g	牛膝 10g	阿胶 12g^{烊化}	白芍 15g
当归 10g	山萸肉 10g	鹿角胶 3g^{烊化}	炒枣仁 10g

7 剂。水煎服，每日 1 剂。

此方连服二十余剂后，睡眠稳定，诸症告愈。

【按】本案患者之失眠，乃肾水不足，心火亢盛所致。尤其舌红而少苔，提示阴分不足，故而用黄连阿胶汤加减化裁，用黄连清心火，阿胶、鸡子黄滋养阴血。芍药一味，既能助黄连酸苦以清心火，同时酸甘化阴以养阴血。同时佐以交泰丸，以水火共济，心肾相通。生脉散配伍生黄芪，以补养气阴，扶助正气，药证相符，故而收效确切。

柴胡桂枝干姜汤加减治疗溃疡性结肠炎

李某，男，35 岁，初诊日期：2003 年 10 月 13 日。

腹泻反复发作十余年，现大便每日十余次，黏滞不爽，大便不成形，黏液较多，时伴少量便血，色暗红，腹痛隐隐，肠鸣，以脐周及小腹为重，睡眠差，情绪抑郁，舌淡胖，苔白腻，脉沉细弦。行结肠镜检查，诊断为溃疡性结肠炎，病变以降结肠以下为主。中医辨证为脾肾阳虚，肝郁血虚，湿热蕴肠，治疗以温补脾肾、柔肝养血、燥湿止泻为法。

处方：

柴胡 6g	桂枝 10g	干姜 12g	白芍 30g
当归 30g	炒白术 20g	陈皮 10g	防风 10g
制附子 12g	薏苡仁 30g	败酱草 30g	乌梅 15g
五味子 15g	升麻 6g	葛根 10g	炒黄芩 15g
黄连 20g	胡芦巴 10g		

上方水煎，每日 1 剂，每天服 2 次，每次 200ml。

患者服药 1 个月后，上述诸症均缓解，已无腹痛，大便每日 1~2 次，成形，偶带少量鲜血。上方中加入仙鹤草 30g，共为细末，制为水丸，每天服用 2 次，每次 9g，连续服用 2 个月。1 年后行结肠镜检查示：乙状结肠及直肠慢性轻度炎症性改变，未见溃疡。随访 2 年，未见复发。

【按】溃疡性结肠炎属于中医的"泄泻"、"肠澼"、"痢疾"、"肠风"等范畴。临床表现为腹泻、黏液脓血便、腹痛，病情轻重不等，多呈反复发作的慢性病程，表现为发作期与缓解期交替，少数症状持续并逐渐加重，春秋两季症状发作或加重较多，部分患者可因饮食失调、劳累、精神刺激、感染等诱发或加重。

一般认为，脾阳亏损、湿热内盛是溃疡性结肠炎的主要病机。腹泻、腹痛、喜温喜按因脾虚所致。黏液脓血便因湿热蕴肠、化腐成脓所致。脾虚为本，湿热为标，正虚邪恋，以致脾胃升降失常，大肠传导失司。湿邪壅滞，与气血相搏，损伤肠络，化腐成脓。湿为阴邪，最伤阳气，阳气益虚，浊邪积滞益甚，终致病程缠绵，反复发作。部分患者兼有肾阳虚，先天禀赋不足，肾阳不能温煦，引起脾虚；腹泻日久，脾阳亏虚，也会伤及肾阳，出现恶寒肢冷等症状。王师认为，除了脾虚湿热以外，溃疡性结肠炎还与肝郁气滞、肝血不和关系密切，肝气不调，克伐脾土是其发病的重要因素。且本病与情志因素密切相关，生气或抑郁时容易诱发，均提示溃疡性结肠炎与肝气不调有关。总之，本病的病位在大肠，涉及脾、肝、肾，基本病机是脾虚为本，湿热为标，并兼有肝气失调和肾阳亏虚。

根据本病病机特点，王师创立了以温阳补脾、调肝和血、祛湿止泻为法的专病专治方。该方以柴胡桂枝干姜汤、痛泻要方和援绝神丹合方加减，药用柴胡、桂枝、干姜、当归、白芍、炒白术、陈皮、防风、升麻、葛根、炒黄芩、黄连、败酱草、薏苡仁。肾阳虚，下腹痛明显者，加益智仁、附子、肉桂；气虚者，加黄芪、党参；肝郁明显者，加木香、乌药；脐周痛者，加胡芦巴；五更泻者，加四神丸；便鲜血者，加仙鹤草、藕节（炭）；大便滑脱者，加乌梅、五味子、诃子；湿热明显者，加白头翁、凤尾草。

柴胡桂枝干姜汤在《伤寒论》中用治"汗而复下"引起的少阳病兼气化失常证。刘渡舟教授将本方的适用范围扩大到一类以肝热脾寒或肝郁脾虚为主要病机的病证，如病毒性肝炎、慢性胃炎等。王师用其治疗本病，取其柴胡配黄芩可和解少阳，桂枝配干姜可温脾散寒。痛泻要方中白术补脾益气，陈皮健脾理气，防风疏肝气，白芍柔肝阴。本方中重用当归、白芍，是借鉴陈士铎的援绝神丹之意，柔肝以护脾。援绝神丹在

《石室秘录》用治痢疾，以当归和白芍为君，言"此方妙在用白芍、当归至二两之多，则肝血有余，不去制克脾土，则脾气有生发之机，自然大肠有传导之化"。三方相合，共奏补脾柔肝、调和气血之功，切合本病脾虚肝郁的病机。

刘河间言："调气则后重自除，行血则便脓自愈。"肝藏血，主疏泄，疏泄太过，会致肝阴亏虚，肝血不足，阴不制阳，也会出现肝气过旺，横克脾土。故本病治疗中，不仅要重视调肝，还要注意疏肝气与和阴血的关系。本病脾虚湿盛，升降失司，清阳不升，浊阴不降，而致腹泻反复发作。故在用白术、桂枝、干姜、党参等温阳补脾之药的基础上，还加入葛根、升麻、防风之类，升举清阳，清升则浊降，而且风能胜湿。李东垣最善用风药，在清升与浊降这一对矛盾的运动中，认为清升是矛盾的主要方面。临床强调升发脾胃之气的重要性，创制了升阳益胃汤、补脾胃泻阴火升阳汤等方剂，擅长用升麻、柴胡、葛根等升提之品，倡导"升清阳，降浊阴"。《医方集解》在痛泻要方方后注中亦提到"久泻者，加炒升麻以升阳止泻"。王师在溃疡性结肠炎方中加入升麻、防风等风药，起到很好的升阳胜湿止泻的作用。有些溃疡性结肠炎患者反复发作数年，伤及肾阳，阳虚寒凝，出现左下腹或小腹冷痛、结节，在治疗时需酌情加入益智仁、附子、四神丸等，温肾助阳，散寒止痛。王师采用近代名医陈鼎三先生的经验，对于脐中或下腹疼痛的患者，在温补肾阳基础上加入胡芦巴，效果明显。《本草纲目》谓：胡芦巴性味"苦，大温，无毒"，主治"元脏虚冷气"。脐中和小腹属于少阴肾，溃疡性结肠炎患者脐中和小腹疼痛，证属肾阳虚寒凝，加入胡芦巴可温阳散寒止痛。同时王师强调在调理正气同时，须祛除湿热毒邪，邪去则正安。常用清热解毒药有黄连、黄芩、败酱草、白头翁、凤尾草等。黄连可治疗多种下利，《神农本草经》言其味苦、寒，主治肠、腹痛、下痢。黄芩与葛根、黄连相配即葛根芩连汤，黄芩与白芍相配仿黄芩汤之意，在《伤寒论》中分别主治太阳协热利和太少合病下利。败酱草入胃、大肠、肝经，味辛、苦，性凉，张仲景即以其与附子、薏苡仁相配治疗肠痈。上述均是张仲景善用的治疗腹泻、肠痈的药物。白头翁和凤尾草均有良好的清热解毒、利湿消肿作用，王师善用其治疗湿热证，祛邪而不伤正。

另外，在治疗溃疡性结肠炎便脓血时，慎用收敛止血药。湿热蕴结，化腐成脓，损伤肠络，则有便脓血，湿邪不去，则脓血不净，故应清利湿热，而不可急于止血，以防闭门留寇。出血量较多或大便成形而便鲜血时，可酌情加入仙鹤草、藕节炭等。对于腹泻症状较重患者，在口服药时配合灌肠治疗，药物多选用儿茶、锡类散等。

[程发峰，王雪茜，刘敏，等. 王庆国治疗溃疡性结肠炎经验. 中医杂志 2011；52（2）：166 - 167]

傅延龄教授医案

傅延龄（1959 - ），男，医学博士，北京中医药大学基础医学院中医临床基础系教授，中医临床基础学科《伤寒论》专业博士研究生导师，北京中医药大学国际学院院长，中医"四大经典"教学团队《伤寒论》课程组主讲教授。

半夏泻心汤合四逆散化裁治疗溃疡性结肠炎

罗某，女，50岁。1998年5月初诊。

主诉：腹泻13年。

现病史：每日少则3~4次，多则7~8次，甚至十余次，多为黏液血便，里急后重，伴左下腹部疼痛。经结肠镜检查，发现乙状结肠和直肠黏膜弥漫性充血、水肿，散在溃疡，溃疡面为脓性黏液覆盖，溃疡周围黏膜充血水肿较重，并有少许假息肉形成，降结肠黏膜亦有轻度充血、水肿、糜烂。诊断为慢性结肠炎。长年坚持治疗，服中西药物无数，亦接受过保留灌肠治疗，罔效。就诊时腹泻，黏液血便，常有里急后重，左下腹部疼痛，轻度压痛，泻后疼痛有所减轻。目干涩，咽干，口黏腻而微苦。舌质红，苔白腻略厚，脉弦滑。

辨证：结肠湿热，气机不畅，血热血滞。

治法：清热凉血，除湿理气，活血行滞。

处方：半夏泻心汤合四逆散化裁。

> 黄芩15g　黄连5g　半夏12g　干姜12g
>
> 柴胡12g　枳实12g　白芍15g　党参10g
>
> 甘草10g　大枣30g

7剂，水煎服，每日1剂，分早、中、晚3次服。

服完7剂，诸症大减。守方增损，继续服2个月，其病若失。转方用东垣升阳益胃汤调理善后。半年后内镜复查，乙状结肠和直肠黏膜仅有少数部位轻微充血，无溃疡和假性息肉，降结肠黏膜正常，无炎性改变。

【按】本例湿热气滞、热入血分的特征明显。若无湿热，则不可能有泻泄黏液；若无气滞，则不可能有里急后重；若无血热，则不可能有血便；若无气滞邪阻，则不可能有腹部疼痛。病程经年，也是由湿热缠绵所致。目干涩，咽干，口黏腻而微苦，舌质红，苔白腻略厚，脉弦滑，如此脉证，皆为湿热壅滞，气机不畅，热入血分之象。溃疡性结肠炎的结肠黏膜改变特征，一般而言，充血红肿为热，水肿苍白为寒；糜烂与充血红肿并见为热，糜烂与水肿苍白并见为寒。本案四逆散理气行滞，而半夏泻心汤中芩、连苦寒，清热燥湿，半夏燥湿，参、草、姜、枣培土助运，以为治湿之本。所以半夏泻心汤可作为治疗胃肠湿热之方。一首方剂，在医者理解了其结构和功效以后，可以灵活应用，以应无穷之需。笔者循此思维，用此方法治疗湿热性溃疡性结肠炎甚多，效果很好。

李宇航教授医案

李宇航（1960－），男，医学博士，北京中医药大学基础医学院中医临床基础系教授，中医临床基础学科《伤寒论》专业博士研究生导师，北京中医药大学基础医学院院长，中医"四大经典"国家级教学团队带头人。

柴胡桂枝汤治疗肝气窜

孙某，女，49 岁。初诊日期：2008 年 11 月 19 日。

主诉：自觉周身有气窜动 3 月余。

现病史：患者于 3 个月前开始，时常感觉周身有气游窜，气窜游无定处，痛苦不堪，用手拍打窜气之处，打嗝或嗳气后症状能有减轻。伴有夜卧不安，梦多易醒，惊惕难安，善太息、胃脘胀满、口苦、大便干燥呈球状，小便黄赤等症。面色苍白带有瘀滞之象，舌质暗红，苔白略腻，脉细弦。

诊断：肝气窜。

治则：疏理肝胆脾胃，条达营卫气血。

处方：柴胡桂枝汤加味。

柴胡 8g	黄芩 8g	半夏 10g	生姜 3 片
党参 10g	炙甘草 6g	大枣 12g	桂枝 10g
白芍 10g	枳实 10g	竹茹 12g	天竺黄 6g
草果 6g	知母 8g		

7 剂，水煎服，每日 1 剂。嘱其调节情志，禁食辛辣、油腻、海鲜以及牛羊肉。

复诊：周身气窜大减，大便已由原来球状转为条状，小便颜色正常，舌质稍暗，苔薄。更服柴胡桂枝汤加减 14 服，气窜消失，情志安和，颜面呈现荣润之象。

【按】柴胡桂枝汤见《伤寒论》第 146 条，是治疗少阳兼太阳表的一首方剂，具和解表里、运转枢机、调节肝胆脾胃、调和气血阴阳之功效。刘渡舟教授《伤寒十四讲》记载本方用于治疗肝气窜效果甚佳。肝气窜是民间土语而未见医籍记载。其证是自觉有一股气流在周身窜动，即本案患者自觉有气游窜全身而无定处的症状。盖本证的发生，常与肝胆疏泄失常、营卫运行的失调有关。故本案以柴胡桂枝汤和解少阳，调和营卫，全身气机条达则肝气窜得愈。方中加枳实、竹茹、天竺黄化痰定惊，取温胆汤之意；加草果、知母寒热并用，燥湿清热，药对取自《温病条辨》草果知母汤。

（刘晓辉整理）

苓桂术甘汤治疗急性腔隙性脑梗死

石某，女，84 岁。初诊日期：2010 年 10 月 27 日。

主诉：头晕、恶心 2 周余。

现病史：该患者在解放军 306 医院核磁共振成像诊断为腔隙性脑梗死，曾在某社区医院采用血栓通输液治疗 10 日，头晕改善不明显，恶心加重，随来就诊。刻下头晕，恶心，不能食，起则头眩，自觉有气从胃往上顶，胸、咽部不适，咽中时有黏痰难咯。心烦口干，渴不欲饮，下肢微肿，大便先硬后溏，尿有失禁。舌暗，苔白略腻，边有水滑之象，脉沉细弦。血压 120/60mmHg。

诊断：脾虚水停，夹痰浊上逆。

治法：健脾利水，兼化痰息风。

处方：苓桂术甘汤、泽泻汤、半夏白术天麻汤合方。

云苓 30g	桂枝 10g	白术 10g	炙甘草 6g
泽泻 15g	半夏 10g	天麻 10g	陈皮 10g
生姜 3 片	大枣 16g		

7 剂，水煎服，每日 1 剂。

服用 3 剂后，头晕、恶心明显改善，7 剂后能够正常饮食。再服 7 剂临床症状全部消失。

【按】腔隙性脑梗死系大脑动脉的深支闭塞所致的脑干和大脑深层非皮层部位的小梗死灶。急性期的治疗西医以尽早改善脑缺血区的血液循环、促进神经功能恢复为原则。中医治疗则应遵循"观其脉证，知犯何逆，随证治之"的原则。本案《伤寒论》67条苓桂术甘汤证悉具，故以该方为主方，加泽泻与方中白术相配即《金匮要略》泽泻汤，以解眩晕，合方半夏白术天麻汤，兼以化痰息风之意。

（祝小惠、张欢、王毅整理）

陈明教授医案

陈明（1962 -），男，医学博士，北京中医药大学基础医学院中医临床基础系教授，中医临床基础学科《伤寒论》专业博士研究生导师，中医"四大经典"教学团队《伤寒论》课程组主讲教授。

生脉散加味治疗小儿久咳

某男，10岁。初患感冒，咳嗽气急，服银翘丸、急支糖浆及西药（不详），感冒症状基本消失，唯遗咳嗽不已，已近月余，其间服多剂止嗽散及化痰止咳平喘之品不效。

患儿呛咳无痰，声音微有嘶哑，夜晚出汗沾衣，精神萎靡，诉咽喉干痛，似有物堵塞，饮食不佳。咳发时弯腰曲背，不能自已。望其舌红但尚不乏津，脉来虚大。此久咳肺之气阴两伤之候，当益气养阴，处生脉散加炙百部。处方：太子参30g，麦冬15g，五味子10g，炙百部15g。水煎服，每日1剂。服3剂即咳止气复，夜晚不再出汗，再服上方2剂，诸症皆瘥，脉来有力。其父问其还服药否？答曰：不服，唯以清淡而富有营养饮食养之可矣。

【按】久咳不已，必耗伤肺之气阴，伴汗出气短、脉大无力、咽干口燥者，笔者于临床每用生脉散加味而取效。

升陷汤治疗胸闷

一男性患者，因中年丧妻，悲哀不止，膝下四子，嗷嗷待哺，终日劳碌，渐致形衰体堕。忽一日，觉胸闷、气短，呼吸不得连续，因囊羞不医。病延及深，觉胸中至喉间如物梗阻，上下不连，胸腹膨胀，甚则倚息不得平卧，食眠俱废。自疑患癌，坐以待毙。适逢余在其家乡巡诊，前来迎治。

其证一如上述，近感咽喉发紧，声音难出，舌苔薄腻，脉来无力。余见其胸闷喉梗，病缘情志内伤，与半夏厚朴汤治之，三剂不见寸效，徒增胸口发凉。恐有胸阳不运，更方为桂枝去芍药汤。又服三帖，胸闷稍减，继服三帖，病情依然。及细察脉证，顿悟。此愁悲不解，耗伤肺气之候也，以气短不续，脉来无力，右手尤甚为判。胸闷，为气陷不升所致，张锡纯所谓"大气下陷"证也。遂书升陷汤：生黄芪 30g，柴胡 10g，升麻 6g，桔梗 10g。六剂啜尽，其证大减，胸畅息顺，食眠渐佳。继以此方调治半月，诸症霍然。

【按】病胸满，当辨虚实。本案愁悲不解，久则耗伤肺气，以气不连续，脉来无力为辨。乃肺不主气，大气下陷不升所致。气虚当补之，气陷当升之，用升陷汤，可谓正中病情，果获佳效。

茯苓杏仁甘草汤治疗胸闷

一人，患胸膈痞塞，甚笃。查心电图，有 T 波改变，疑有心肌缺血。时感头晕，气短而不连续，大便不爽，饮食尚可。舌胖，苔腻微黄，两脉浮滑，寸部尤甚。断为痰湿闭阻肺气，宗气壅积于胸中之候，《内经》所谓"诸气膹郁，皆属于肺"也。当宣降肺气，通达胸阳为治。处以仲景茯苓杏仁甘草汤加薤白：茯苓 15g，杏仁 12g，炙甘草 6g，薤白 10g。共服 15 剂，痊愈。

【按】同是胸中窒塞，上案为虚，本案为实，必以脉证为辨。

当归补血汤治疗血虚（直肠癌术后）

一男性患者，因直肠癌术后化疗，血象骤低，白细胞 2200／mm³，血小板 60000／mm³，Hb70g／L，面色苍白，虚汗自出，头晕，倦怠乏力，纳呆，恶心，唇甲色淡，舌淡，六脉沉弱。处以当归补血汤原方。恐虚不受骤补，先宜小剂量，处方如下：黄芪 30g，当归 10g。服 3 剂，自觉症状即有改善。遂改用：黄芪 120g，当归 30g。6 剂，水煎服。6 剂服完，血象即恢复正常，诸症消失。再以圣愈汤调理善后，体力康复如初。

【按】血液的化生有赖肺气的化合作用，若肺气不足，或呼吸不利，均可致血液化生不足而引起血虚病变。故治疗血虚，应注意在补血药中加入补肺气之品，补血名方当归补血汤之重用黄芪，即此之图。余常用本方治疗贫血、再障、术后及癌症化疗后血虚诸证，疗效迅速而明显。

翘荷汤治疗耳聋

一老妪，耳鸣数年，半年前因与儿媳不睦，发生争执，气急之中，突发耳聋。四处迎医，遍尝药石，皆无效验。视其所服处方，厚及半寸，或以肝火而苦寒折之，或以肾虚而咸寒滋之。西医进行多项检查，均无异常。经友介绍，延余诊治。刻下：耳闭不聪，右耳尤甚，左耳稍有听力。心中懊恼，失眠多梦，口微渴，舌微红，脉滑而弦，关上明显。脉证相参，诊为肺气郁闭，清阳壅遏不升之候。右耳聋甚，以"肺藏于右"故。关上脉滑，肺有郁闭也。并有清阳郁而化热之象。治当宣肺开窍，升阳散火。忆《温病条辨》"燥气化火，清窍不利者，翘荷汤主之"一条，正与本证相合。又虑病起于情志内伤，故试用本方合通气散（木通、香附）加味：连翘6g，薄荷6g，桔梗6g，黑栀皮6g，绿豆皮6g，木通3g，香附12g，蝉蜕6g，路路通10g。9剂而愈。

【按】本案辨证较详，颇具巧思，药用中的。值得注意的是，翘荷汤治清窍不利诸疾，用量宜轻，吴鞠通所谓"治上焦如羽，非轻不举"也。

肖相如教授医案

肖相如（1958－），男，医学博士，北京中医药大学基础医学院中医临床基础系教授，中医临床基础学科《伤寒论》

专业博士生导师，中医"四大经典"教学团队《伤寒论》课程组主讲教授。

小柴胡汤加味治疗慢性肾衰合并金黄色葡萄球菌败血症

裴某，女，70 岁，2003 年 10 月 3 日会诊。

患者心衰合并肾衰，住河北医科大学第三医院肾病科。经治心衰控制，已透析。但发热半月不愈，用各种抗菌药物无效，血液培养有金黄色葡萄球菌生长，诊断为慢性肾衰合并金葡菌败血症，药敏试验对万古霉素敏感。但万古霉素为肾毒性药物，迫于无奈，只得小剂量使用，治疗一周无效。通过熟人邀我会诊。

诊时病人每天发热，下午甚，可达 39℃ 以上，无汗，不恶寒，时咳嗽，喉中有痰声，痰不易咳出，口不渴，大便 3 天未解，无食欲，小便尚可，舌暗淡，苔白腻稍黄，脉弦细。证属正虚邪恋，不能祛邪外出。治宜扶正祛邪并用，方以小柴胡汤为主。

处方：

柴胡 30g	黄芩 30g	白人参 10g	半夏 10g
生姜 10g	大枣 4 枚	炙甘草 6g	杏仁 10g
全瓜蒌 15g	生大黄 6g^{后下}		

3 剂，每天 1 剂，先用水将药浸泡半小时，用大火煎开，再用小火煎半小时，去滓，将药液浓缩至 300ml，分 3 次服完。

服药 1 剂后，泻下大便 3 次，体温降至 38℃，发热时间明显缩短，食欲增加。服完 3 剂，体温正常，食欲恢复。

【按】《伤寒论》中的小柴胡汤可以治疗各种发热，所以小柴胡汤是退热妙方。伤寒过程中的少阳病，其本质特征是正气已显不足，所以小柴胡汤治疗的发热是正气不足的发热。根据《伤寒论》的原义，我用小柴胡汤治疗发热的标准有以下几条：一是典型的往来寒热，因为往来寒热就是正气已显不足，正邪双方都呈衰减之势，正邪分争，相持不下，互有胜负的表现；二是具有正气不足表现或病机的发热，如老人、小儿、孕妇、产妇、妇女经期、大病之后、久病之体等；三是呕吐与发热并见者，即第 379 条"呕而发热者，小柴胡主之"；四是常规辨证治疗无效的发热。

慢性肾衰尿毒症合并感染发烧符合上述四条标准中的二条：一是慢性肾衰尿毒症属于大病、久病，正虚的病机是肯定的；二是慢性肾衰的病人因为肾功能丧失，代谢废物不能排泄，酸碱平衡紊乱，因酸中毒而出现恶心呕吐，如果合并感染发热，就是呕而发热并见了。因此，慢性肾衰尿毒症合并感染的发热，就是小柴胡汤的适应证。

半夏泻心汤加味治疗慢性肾衰

白某，女，36 岁，河北省唐山市玉田县人。初诊日期：2000 年 5 月 2 日。

患者慢性肾炎多年，在北京某大医院做肾穿刺病理活检，病理诊断为中度系膜增生性肾炎，去年发现肾功能损害，曾在北京多家大型中、西医院住院治疗，病情不能控制，肾功能持续恶化。病人就诊时的主要临床表现为：腰痛，疲乏，胃胀不适，食欲不振，下肢冰冷，口苦口干，大便不畅，小便黄，月经量少色黑，舌红，苔黄厚腻，脉弦。近期化验：SCr 563μmol/L，BUN 17.6mmol/L，Hb 98g/L。尿检：PRO +++，BLD +++。尿沉渣镜检：RBC 10～15/HP。西医诊断已经明确。中医辨证为寒热错杂，湿热中阻，升降紊乱，浊瘀互结。治疗宜寒温并用，辛开苦降，清热化湿，活血泄浊。方用半夏泻心汤加味。

处方：

半夏 10g	干姜 10g	黄连 10g	黄芩 10g
生晒参 6g	炙甘草 6g	大枣 12g	肉桂 6g
水蛭 6g	生大黄 6g	荷叶 15g	桑寄生 15g
土鳖 15g	石韦 30g	白茅根 30g	

上方 7 剂，每日 1 剂，水煎取 1000ml，去滓后再煎取600ml，分 3 次于饭前 1 小时温服。

二诊：5 月 10 日。服上后，自觉症状明显好转，胃胀、口苦口干、腰痛、下肢凉减轻，大便通畅，舌苔黄腻也见变薄。患者说治疗了这么多年，吃了这么多的药，没这么轻松过，治疗的信心大增。

既然药已对证，理当效不更方，继续用上方坚持服药 1 个月，化验检查，肾功能和尿检都有好转。

继续用上方加减治疗 1 年，肾功能、尿检完全正常。此后如有不适，仍用上方间断服用，2008 年 6 月又来复诊，肾功能、尿检一直正常，一直坚持正常上班。

【按】慢性肾功能衰竭的病机关键是人体气化功能减退乃至丧失，导致湿浊停滞。若湿浊化热，形成湿热阻滞中焦，那就是半夏泻心汤证。所以凡是慢性肾衰的患者表现为胃脘痞闷、舌苔黄腻的时候，可以半夏泻心汤加减治疗。本例患者还有明显的寒热错杂现象，如既有下肢冰冷的寒象，又有口苦口干、小便黄、舌红苔黄腻等热象，这也是半夏泻心汤寒温并用的适应证。

白头翁汤加味治疗肛周脓肿

关某，男，38岁，内蒙古赤峰市人。初诊日期：2007年9月18日。

患者肛门周围红肿疼痛，发热3天。关先生是内蒙古赤峰市企业家，是我的老患者，也是我的老朋友，他的家人和他公司的员工有病都来找我治疗。这次他到北京来办事，结果得了肛周脓肿，全身发烧，肛门周围红肿热痛，我建议他去肛肠科治疗，因为我认为这种急性的局部炎症西医用抗生素更好。但是他不愿意看西医，就要我用中医给他治疗。舌红苔黄腻，脉滑数，体温38.8℃。对此，辨证应属湿热毒邪壅聚肛门，方用白头翁汤合五味消毒饮。

处方：

白头翁15g　秦皮15g　黄连10g　黄柏10g
蒲公英30g　银花15g　地丁10g　野菊花15g
天葵10g

3剂，每日1剂，水煎取500ml，分3次温服。

服上方3剂，热退痛止，脓肿吸收。

【按】白头翁汤虽为厥阴热利主方，但并不仅仅用于治利。白头翁汤证的病机关键是下焦湿热，凡是下焦湿热证皆可相机使用。本证肛周脓肿为湿热壅聚肛门，与厥阴热利的病机肝经湿热下迫大肠相似，故可用白头翁汤清热燥湿，凉肝解毒，合五味消毒饮加强清热解毒作用。对于急性病、外感病而言，只要辨证准确，用药恰当，取效并不慢。不仅不慢，有很多时候比西医快。

郭华教授医案

郭华（1963 - ），女，医学博士，北京中医药大学基础医学院中医临床基础系教授，中医临床基础学科《伤寒论》专业硕士研究生导师，中医"四大经典"教学团队《伤寒论》课程主讲教授。

痛泻要方与葛根芩连汤合方加减治疗腹泻

张某，男，35 岁。初诊日期：2008 年 10 月 23 日。

主诉：腹泻多年。

现病史：患者每日腹泻多次，已多年。曾至医院求治，西医诊断为慢性结肠炎、肠易激综合征。服用西药及求治过其他中医，症状并未改善。本次求诊时症见腹泻日行多次，大便中夹有未消化食物，时夹有黏液，但无便血，并伴有左下腹痛，且腹痛时欲泻，泻后痛减。患者腹泻症状随情绪紧张加重，腹不胀，口干但喝水不多，纳可，眠佳。舌红，苔薄黄，脉弦细数。方拟痛泻要方与葛根芩连汤合方加减。

处方：

陈皮 10g	炒白术 12g	防风 10g	柴胡 10g
黄芩 10g	黄连 6g	党参 15g	茯苓 15g
炙草 5g	葛根 15g	香附 12g	炒白芍 15g
生牡蛎 30g^{先煎}	木香 6g	砂仁 5g^{后下}	

7 剂，每日 1 剂，水煎，分 2 次服。

二诊：2008 年 10 月 30 日。排便次数减少，便略成形，偏软，腹痛欲解便的症状减经，现觉口干，左下腹有灼热感。舌红苔薄黄，脉沉弦。此中焦脾胃斡旋功能已渐恢复，湿热之邪已略去，但脾胃受纳水谷、运化水湿之功仍未恢复，故加健脾祛湿之品，前方去葛根、木香，加炒山药 15g，炒薏仁 15g，芡实 15g，党参改太子参 20g。7 剂。

三诊：2008 年 11 月 5 日。便已成形，每日一行，略有滞感但不干燥，偶左下腹出现灼热感，紧张时症状加重，口干，舌红，苔略有剥脱，苔薄黄，脉沉弦。中焦脾胃燥湿相济之功已恢复，但紧张时加重，故佐以凉血、疏肝理气之品，前方加丹皮 15g，炒枳壳 6g，郁金 10g。7 剂。

四诊：2008 年 11 月 12 日。腹痛欲解便的症状基本消失，大便每日一行，但略有滞感，时有便干便不尽感。本周饮食稍不慎出现腹部烧灼痛一二次，此为病稍愈，饮食不慎，易导致湿热之邪有所流连，故加清热解毒之品。前方去防风、芡实，加红藤 12g，法夏 10g。嘱其疾病恢复期饮食宜清淡，忌食辛辣刺激食物。后经随访病已痊愈，未再复发。

【按】本案泄泻为肝气乘脾，木旺克脾兼有脾虚湿热内蕴证。吴崑《医方考》云："泻责之脾，痛责之肝；肝责之实，脾责之虚。脾虚肝郁，故令痛泻。"故首选痛泻要方，以扶土抑木。而脾虚水谷运化失司，湿热内蕴，湿热之邪下迫大肠，故佐香砂六君子汤和葛根芩连汤，以理气健脾燥湿、清解湿热之法。

初诊之方，方中白芍酸敛柔阴，以平肝之横逆；陈皮理肝气，醒脾胃，和中焦；防风既疏达肝木之气，又有风胜湿、升清阳之义；白术燥湿健脾以扶中土。葛根芩连汤清解胃肠湿热，葛根又可升发脾胃清阳之气，黄芩、黄连，性寒清胃肠之热，味苦燥胃肠之湿。并以木香、砂仁芳香化湿，党参、白术、茯苓、炙草，扶脾益气助运化；妙在生牡蛎一味药，养阴而不敛邪，既养阴可防燥湿之品伤阴，又因其性收敛而不收涩。

二诊排便次数减，便略成形，腹痛欲解便症状已渐缓，表示中焦脾胃斡旋之功已渐恢复，故去葛根、木香理脾胃升降之气的药，而加炒山药、炒薏仁、芡实健脾收涩止泻之品。因舌苔转薄，知湿热之邪已渐清解，故在苦寒燥湿同时加健脾止泻之品。

三诊患者症状易于紧张时加重，舌苔剥脱，便略滞，故加丹皮、郁金、枳壳清热凉血，疏理气机。四诊腹部出现灼热感，便干，故去防风、芡实等辛燥收涩之品，加红藤清热解毒。

腹泻一病，病因繁杂，寒热虚实宜仔细审求，切不可见泻即止。宜先清解肠腑邪气之后，再施以收敛止泻之品。若腹痛欲泻，泻后痛减，则为痛泻要方之使用范围，但若腹痛泄泻，泄后其痛不减，大便有不尽之感，此为邪阻肠络，气机郁滞之象，此宜疏利，用"通因通用"之法。在本案中，以痛泻要方与葛根芩连汤清热燥湿之法并用，为结合症状、舌苔、脉象全面综合考虑之法，以此法治疗显效颇高，于与推从。总之，无论如何变化都离不开辨证论治之法。

（游贵香整理）

《金匮要略》课程组医案

尉中民教授医案

尉中民（1941 – ），女，北京中医药大学基础医学院中医临床基础系教授，中医临床基础学科《金匮要略》专业硕士研究生导师，中医"四大经典"教学团队《金匮要略》课程组首席教授。

胶艾四物汤合当归生姜羊肉汤治疗崩漏

张某，女，39 岁，农民。

8 个月来，月经前期，约 20 天一行，量多，七八天方尽。两个月因严重漏下失血，血色素降至 30g/L，曾在吉林省白城地区某医院输血 400ml（诊断不详）。3 月初来诊时已行经十多天，自述月经如小便样忽忽而下，来势急迫，大量出血，属崩中之证。患者面色萎黄，眼睑、甲床苍白，精神萎靡，呈重度贫血貌，头昏眼花，语言低微，心悸气短，畏寒，四肢不温，少腹绵绵作痛。舌质浅淡，舌体胖，脉芤。辨证为冲任虚寒，阴血不能内守，而致气血双亏。投胶艾四物汤加味，调补冲任，固经止血，并嘱其连续服用当归生姜羊肉汤两周，取其味厚气温，大补气血的作用。

处方1：

当归 9g	白芍 12g	阿胶 9g^烊	鹿角胶 12g^烊
熟地 12g	炒艾叶 6g	川芎 6g	炮姜 6g
棕炭 6g	菟丝子 9g	仙灵脾 9g	生黄芪 15g
白术 12g	党参 9g	茯苓 9g	

处方2：

当归 30g　　生姜 30g　　壮羊肉 500g

皆水煎，2日服1剂。

次日家属来院，因处方1缺药尚未服用，仅服当归生姜羊肉汤1剂，崩中已止，精神好转，进食增加。再进处方1，继服当归生姜羊肉汤，随访三个月，月事来潮正常。

【按】当归生姜羊肉汤是张仲景《金匮要略》治疗杂病处方，曾在《腹满寒疝宿食病脉证治》和《妇人产后病脉证治》两篇中述及，"寒疝腹中痛，及胁痛里急者，当归生姜羊肉汤主之。""产后腹中疠痛，当归生姜羊肉汤主之，并治腹中寒疝，虚劳不足。"该方有养血散寒、温中止痛的作用。羊肉乃血肉有情之品，味厚气温，既补气温中，又能摄血止血，故有大补气血的作用；当归善能养血疏肝，通血分之滞，具有养血活血之功；生姜能温中暖胃醒脾，祛气分之寒，与当归合用，又能暖血缓急。三者合之，则形得温，精得补，阻得通，腹中绵绵作痛及虚劳随之缓解而康复。后世医家依仲景所述，凡见以气虚血虚为本，又精不足者，如崩漏、吐血、上腹痛、少腹部绞痛及现代医学的白细胞减少症、再生障碍性贫血等，取异病同治之理，投以本方，往往取得满意疗效。

奔豚汤治疗腹型癫痫

李某，女，13 岁，初中生。

以往身体健康，在一次课间休息时，一男生突然从袖筒中甩出一条死蛇，在面前一晃，受惊后一声喊叫，则趴在课桌上呈呆滞状态，从此之后与前判若两人，不言笑，不玩耍，继之出现腹痛阵作，似有气上冲，发作时腹痛难忍，几分钟后自行缓解，病约半年，有加重趋向，其父带她到北京就诊，某西医院诊断为"腹型癫痫"，怕服药后精神受抑制，影响学习，而就诊中医。

患者表情呆滞，食纳一般，思凉的食物和水饮，但家长听乡俗之言，有病忌生冷，连水果也不让吃。不时发作小腹部疼痛难忍，自觉有气冲之感，数分钟至十几分钟后自行缓解，大便每日一行，臭味极大，脉细弦，舌质红，苔薄白。

病由惊恐而起，情志郁结，肝郁化热，肝气循冲气上逆，属中医奔豚气病，投以奔豚汤。

处方：

李根白皮 30g^{新鲜}　　黄芩 10g　　生葛根 15g　　芍药 10g

甘草 10g　　　　　　半夏 12g　　生姜 10g　　　当归 12g

川芎 6g

7 剂，水煎服，每日 1 剂。

用药后效果满意，情绪改善，腹痛发作间距延长，发作时间缩短，疼痛减轻，效不更方，连续服药 4 周。3 个月后电话告知腹痛未作，精神恢复如初。

【按】奔豚气病以"气从少腹起，上冲咽喉，发作欲死，复还止"为特征。奔豚气病分为肝气奔豚、阳虚寒逆、阳虚饮动不同类型，与肝、心、肾有一定关系，但以肝得之为多，主要与肝血不足，肝郁化热有关。肝与冲脉的关系相当密切，肝主藏血，冲为血海，肝郁化热，气循冲脉上逆。所以凡是任何原因导致肝气郁结，肝郁化热，自觉有气上逆者，出现胸痛或胸闷，或背痛，或腹痛，投以本方，屡投屡效。李根白皮入肝经，清热泻火，平肝降逆，是治肝气奔豚气病的专用药，但本药药房无药，有条件时嘱其家人在农村自找，李树根去掉黑皮取其里边的白皮，若没有条件就用川楝子、青皮代之；黄芩、生葛根清火平肝；当归、芍药、川芎养血调肝；芍药、甘草缓急止痛；半夏、生姜和胃降逆。此法也符合"肝欲散，以姜、夏、生葛散之"、"肝苦急，以芍药、甘草缓之"的治则。

王新佩教授医案

王新佩（1955 –），男，北京中医药大学基础医学院中医临床基础系教授，中医临床基础学科《金匮要略》专业博士研究生导师，中医临床基础系主任，中医"四大经典"教学团队《金匮要略》课程组主讲教授。

瓜蒌薤白白酒汤加减治疗胸痹心痛

康某，女，54岁。初诊日期：2008年11月21日。
主诉：间断性心前区疼痛2个月，加重1周。

现病史：患者两月前因心前区疼痛而醒，到附近医院就诊，查心电图：Ⅱ度房室传导阻滞。服西药治疗，效果不明显，胸痛时有发作。自1周前胸痛发作频繁服用丹参滴丸可缓解。为求中医治疗遂来就诊。

刻诊：胸痛时作绞痛，并向左肩背放射，伴胸闷、憋气、心悸、汗出，大便三四日一行，胸胁不舒，纳少眠可，体型偏胖。舌质暗红，苔白腻，边有齿痕，脉沉关弦。自述因大便不通曾长期服用排毒养颜胶囊。患者痰湿体质，又久服苦寒通利之品伤气伤阳，导致寒凝气结，胸阳痹阻，治以宣痹通阳，温中散寒为主，佐以泄满降逆。

处方：

瓜蒌 15g	薤白 10g	桂枝 10g	生黄芪 15g
半夏 10g	干姜 10g	吴茱萸 6g	生苡仁 30g
炮姜 10g	天麻 10g	枳壳 18g	车前子 15g^包
酒军 6g	元胡 10g	公英 18g	肉苁蓉 10g
火麻仁 10g	决明子 10g		

7剂，水煎服，每日1剂。

二诊：服药后胸痛明显缓解，程度减轻，1周内只发作2次，时有胸胁胀满微痛、头晕，大便每日一行，黏滞不爽，生口疮，舌质暗，舌尖红，苔薄白，脉滑尺弱。此寒气渐去，湿邪留滞，虚热上扰。宣痹通阳，温中散寒，治法不变，加用平肝潜阳的药物。上方去元胡、炮姜、半夏，加入金钱草10g，生龙骨牡蛎各30g，菊花30g，服14剂。

三诊：胸痛未发作，患者自述自发病以来从未有过如此神清气爽的感觉，大便一日一行，偏黏，口疮已消，偶有食后腹胀，眠可，未诉其他不适。舌质转红，苔薄白，脉沉。中焦脾阳仍有不足，法当温中健脾，上方去瓜蒌、薤白，加焦三仙各10g，鸡内金10g，服7剂。

后患者再来复诊，病情稳定，以健运中焦为基本原则，上方随证加减，又服近一个月停药。嘱其清淡饮食，忌生冷寒凉，不可过饱及过度劳累，不适随诊。

【按】《金匮要略》："夫脉当取太过不及，阳微阴弦，即胸痹而痛，所以然者，责其极虚也。今阳虚知在上焦，所以胸痹心痛者，以其阴弦故也。"认为胸中阳气不足，阴邪乘虚而居于阳位，导致胸中闭塞，邪正相搏发为此病，是故胸痹的病机以本虚标实多见。治则应分清标本缓急。《金匮要略心典》："是宜急通其痞结之气，否则速复其不振之阳，盖去邪之实即以安正，养阳之虚即以逐阴。"是以急则治其标，缓则治其本，本于中焦脾胃。脾经注心中，胃之经别上通于心，经言："胃之大络，名曰虚里，贯膈络肺，出于左乳下，其动应衣，脉宗气也。"宗气来源于清气和水谷精微之气，积于胸中以贯心脉，脾胃为水谷之海，其运化功能正常与否直接影响宗气的盛衰，所以缓解期通过健运中焦以恢复升降出入之机，使"阴阳相得，其气乃行，大气一转，其气乃散"，达到最终治愈本病的目的。

初诊之方，瓜蒌、桂枝、薤白、半夏通阳散结，豁痰下气，关键在薤白。《灵枢》："心病者宜食……薤。""辛走气，多食之，令人洞心……辛入于胃，其气走于上焦，上焦者，受气而营诸阳者也，姜韭之气熏之，营卫之气不时受之，久留心下，故洞心。"洞心即开痹通阳之意。半夏、干姜、吴萸、生黄芪、生苡仁、炮姜六味药物的配伍应用意在温中散寒，健脾化湿。其中半夏和干姜配伍作用有三：一辛温可散寒消饮；二辛散可以疏通气郁；三是和胃降逆。元胡《本草纲目》云其"能行血中气滞，气中血滞，故治一身上下诸痛"，与枳壳、天麻同归肝经，可疏肝行气止痛。车前子利水不伤阴，公英清热解毒不伤胃，二药皆为甘寒之品，佐上药辛温之性治疗阻热郁，防热毒上扰；余药质润者居多，有润肠通便作用，给邪以出路。诸药的配伍使用使上焦得宣，中焦得温，下焦得通。

二诊胸痛减轻，寒气渐去，中焦运化仍未完全恢复，湿邪留滞气机不畅，虚火上炎。天麻配菊花平肝潜阳，龙骨、牡蛎配伍，咸寒软坚，化痰散结，引热下行，兼疏肝理气。三诊效果更加明显，症状虽然消失但考虑后天之本已伤，恢复要较长时间，故以培补中焦之剂连服数剂，以巩固疗效。

综上所述，在辨证中抓住本虚标实的病机，以急则治标、缓则治本为治疗原则。组方特点如下：急性期以宣痹通阳、温中散寒为主，用药上"审其病之久暂与气之虚实决之"，用药准确，可截断病程，防止病势恶化。缓解期以恢复中焦的斡旋机能为主。任应秋教授指出：心首先主阳气，其次主血脉。在胸痹中首先为阳气亏虚，其次才有血脉损害。且仲景在治疗胸痹心痛时鲜用活血化瘀法，以心为君主之官不受邪，宣痹通阳，阳气得行，寒邪得散，血脉自畅，此治痹重在通阳，防阴药而损及血脉。

（李哲整理）

半夏干姜散合止嗽散加减治疗咳嗽

王某，男，37 岁。初诊日期：2009 年 4 月 10 日。

主诉：咳嗽半年余。

现病史：半年前患者因着凉咳嗽，初期咳吐大量白痰，伴喘促，自服西药治疗。期间因家中事物繁多，操心劳累，无暇系统服药，咳嗽未见好转。

刻下症见：面色晦暗，掌色发青，咳嗽，咳吐少量白痰，晨起时咳痰偏多，易出汗，急躁易怒，大便三日一行，小便可，纳可。追问病史，患者平素喜饮凉啤酒，夏日尤甚。舌体胖大，边有齿痕，舌质淡暗，苔薄白，中有裂纹。脉寸沉关弦。

初期为外寒引动内饮而发咳嗽，久而伤气，气虚痰阻，郁而化热，肺热脾寒，治宜益气温阳，兼清肺热。方以半夏干姜散合止嗽散加减。

处方：

半夏 10g	干姜 10g	桂枝 10g	生黄芪 15g
紫菀 10g	冬花 10g	桔梗 10g	黛蛤散 15g[包]
熟军 6g	枳壳 10g	芦根 30g	炙杷叶 15g
蝉衣 10g	浙贝 15g	白前 10g	车前子 15g[包]
炒枣仁 18g	鱼腥草 10g		

7剂，水煎服，每日1剂。饮食忌生冷寒凉。

二诊：咳嗽，吐白痰，量偏多，偶有阵发性呛咳，自述咳即饮水，欲以水压之，头部起小疱疹，色红而痒，大便日一行，质偏稀，急躁易怒，未诉其他不适。舌体胖大，舌质淡，苔薄白，脉寸沉关弦。上方去鱼腥草加陈皮 10g，浙贝改为 18g，公英 15g。服7剂。

三诊：早晚咳嗽偏重，晨起咳白痰，咽痒咽干，口干，小便黄，大便可，纳眠可。舌边尖红，苔白根微腻，脉寸沉细关滑。此既有痰湿内阻又有肺热阴伤，加用滋阴清热药物，上方去陈皮、枳壳，加麦冬 15g，元参 15g。服 14 剂。

四诊：咳嗽基本消除，因家中事情奔波劳累，睡眠差，余无不适。舌尖红点刺多，苔薄白，诊其脉左寸大。证为心火旺，上方加黄芩 10g，黄连 6g，以清上焦虚火，炒枣仁 30g 养血安神。服 14 剂。

五诊：未见咳嗽，睡眠好转，心烦，舌红苔薄白，故上方去芩、连、麦冬，加丹皮 10g，五味子 6g，天麻 10g，菊花 18g。服 7 剂后停药。

【按】《灵枢》云："形寒寒饮则伤肺，以其两寒相感，中外皆伤，故气逆而上行。"《素问》云："皮毛者，肺之合也。皮毛先受邪气，邪气以从其合也。其寒饮食入胃，从肺脉上至于肺则肺寒。肺寒则外内合邪因而客之……此皆聚于胃关于肺。"肺为脏腑之华盖而气为之主，胃为五脏六腑之海而气为之统，气之出入在于肺，气之枢机在于胃。本患者贪凉饮冷，伤及脾胃，久而运化失司，水饮内停，聚而为痰，又因感受外寒发为咳嗽。治法方面，主要是化痰饮，调气机。仲景早有"病痰饮者，当以温药和之"的明训，刘河间言："咳嗽者，治痰为先，治痰者，下气为上。"强调化痰利气在治疗咳嗽中的重要性。肝脉布胁肋，上注于肺，肝气升发，肺气肃降，则人体气机升降正常，故治疗咳嗽时应注意对肝的调理。

一诊：用半夏干姜散以温化寒饮，炙杷叶、紫菀、冬花、白前、桔梗、枳壳通调气机，恢复其升降出入之机，其中紫菀、冬花的配伍兼温肺化饮，浙贝味苦，为开郁散结、化痰解毒之良品，配伍鱼腥草便于排痰，黛蛤散清肝化痰，桂枝散结，交通上下，黄芪益气固表。肺与大肠相表里，通调气机，要保持通道顺畅，故用熟军与枳壳行气通便。肺为娇脏，喜润而恶燥，用芦根之甘寒以滋阴清热，清肺排痰。

二诊：患者痰多非病情加重，印会河教授常说："痰多就让它少一些直至没有，痰少难以咯出就让它有一点，咳爽一点。"在上者因而越之，以清"贮痰之器"。本剂用公英，取其清热凉血解毒之效，与原方中清热药物配伍，解患者热势。陈皮配伍枳壳降气化痰。

三诊：《类证治裁》言："以一日计之，清晨嗽为气动宿痰……黄昏嗽属火浮于肺。"故用麦冬苦寒以滋燥金而清水源，元参甘寒补水泻无根之火，利咽喉，通二便，余法不变。

四诊：综合舌脉考虑患者心火旺，心肺同居上焦，心火本易克制肺金引发咳嗽，故用芩、连清其火。

五诊：咳已治愈，患者平时生活压力较大，肝气不疏，用天麻、菊花平肝潜阳，丹皮凉血除烦，五味子收敛药物辛散之性。服7剂病愈停药。

历代医家对咳嗽因机的论述颇多，如《素问·咳论》开篇言："五脏六腑皆令人咳，非独肺也。"《诸病源候论》有十一咳之论，张景岳总结咳嗽唯外感与内伤等。咳嗽病位在肺，关乎心、肝、脾、肾等脏器，此不再赘述。在临证时审因察机是关键：辨清外感内伤，分属寒热虚实。在遣方用药方面要注意：肺气上逆则咳，故理气药在治疗咳嗽中起重要作用；肺喜润恶燥，用药时温中有清，防热药伤阴，清中有补，防寒凉伤气。总之，治肺而兼顾五脏，清温并用，散收兼顾，则咳可愈已。

（李哲整理）

贾春华教授医案

贾春华（1961－），男，医学博士，北京中医药大学基础医学院中医临床基础系教授，中医临床基础学科《金匮要略》专业博士研究生导师，中医"四大经典"教学团队《金匮要略》课程组主讲教授。

桂枝加厚朴杏子汤治疗咳喘

崔某，女，70 岁。初诊日期：2006 年 12 月 5 日。

主诉：咳喘 12 年，加重 2 天。

现病史：咳喘病史 12 年，于 3 年前诊断为肺气肿，2 天前感受外邪，致咳喘加重。证见咳嗽，气喘，胸闷，吐痰清稀色白，动则喘甚，恶寒发热，身痛，头痛。察其舌质淡，苔薄润。诊其脉浮缓，重按无力。X 线检查报告：慢性支气管炎合并肺气肿。

此为素有喘疾，复感风寒，寒邪束表，肺气失宣所致，法当解表散寒，宣降肺气，方拟桂枝加厚朴杏子汤加减。

处方：

> 桂枝 10g　白芍药 10g　甘草 6g　厚朴 10g
>
> 杏仁 10g　桔梗 10g　枳壳 10g

5 剂，水煎服。煎药时加生姜 3 片，大枣 6 枚。煎药前以冷水浸泡 1~2 小时，以武火煮沸 15~20 分钟，煮两次相合得 300ml 左右，分两次服用，服药后温覆取微汗，避风寒。

二诊：恶寒、发热、身痛、头痛诸症皆除，咳嗽、气喘、胸闷等症亦减，但仍有动则喘甚，甚则汗出，心悸动不宁，舌质淡，苔薄白。此乃表寒已解，心肺气虚，肾不纳气之象，治当益心肺气阴，固纳肾气，方以生脉饮合二仙汤加减治之。

处方：

人参 6g另煎　麦冬 10g　五味子 5g　淫羊藿 10g
巴戟天 10g　仙茅 10g　菟丝子 10g　丹参 30g
当归 10g　茯苓 30g　生黄芪 30g　陈皮 10g

7 剂，水煎服。煎药前以冷水浸泡 1~2 小时，以武火煮沸 25~30 分钟，煮两次相合得 300ml 左右，分两次服用。并煎第三遍以濯足。

三诊：喘促、汗出、心悸等症均减，咽喉微痛，舌质淡红，苔薄白略干。此心肺气虚，肾不纳气，但已现阳复太过之象，宜稍佐清利之药。

处方：

人参 6g另煎　麦冬 10g　五味子 5g　淫羊藿 10g
巴戟天 10g　仙茅 10g　菟丝子 10g　丹参 30g
当归 10g　茯苓 30g　生黄芪 30g　陈皮 10g
黄芩 10g　地骨皮 10g

7 剂。煎煮服用一如前法。

四诊：喘促、汗出、心悸等症已除，唯于活动时略感气短、乏力，舌质淡红，苔薄白。证属肺肾气虚，法当补益肺肾，佐以健脾活血。方拟生脉饮合当归补血汤、二仁汤加减。

处方：

人参 6g　麦冬 10g　五味子 5g　淫羊藿 10g
巴戟天 10g　菟丝子 10g　丹参 30g　当归 10g

茯苓 30g　　　生黄芪 30g　　　陈皮 10g　　　白术 10g

杏仁 10g　　　桃仁 10g

15 剂。嘱其将上药共为细末，蜜和为丸，每丸 10g，每服 2 丸，每日 2 次。

【按】本证初起为新感引动宿疾，本为心肺气虚，肾不纳气，标为风寒束表，肺气失宣。所以先解其表而治标者，实本《金匮要略·脏腑经络先后病脉证》"夫病痼疾加以卒病，当先治其卒病，后乃治其痼疾也"之旨，以其"卒病"易除，"痼疾"难拔也。方拟桂枝加厚朴杏子汤加减者，因《伤寒论》有"喘家作，桂枝汤加厚朴杏子佳"之明训也。该方以桂枝汤发汗解肌，调和营卫，佐以厚朴、杏仁降气平喘。表解之后，理当治本，患者病喘疾 12 年之久，且年已古稀，肺肾之气已衰于先，心脾之气受损于后。喘疾日久，病久入络；又"气为血之帅"，气虚行血无力亦致血瘀脉络。故以生脉饮合二仙汤加减治之以复肺肾心脾之气，是方也温补命门之火，大益肺脾心之气阴。加丹参、当归活血化瘀通络，生黄芪、茯苓、陈皮健脾益气化痰；菟丝子补肾纳气。故药后喘促、汗出、心悸等症均减，然是方毕竟偏于温补，有伤阴之嫌，是以三诊时加黄芩、地骨皮清肺热以防温阳太过。终以生脉饮合当归补血汤、二仁汤加温补命门之品变汤为丸，意在缓图以复肺肾心脾之气也。此案能给我等以启示者三：其一，治病有先后缓急之序；其二，宿喘之疾必治肺肾而兼顾心脾；其三，宿喘之疾宜加活血通络之品。

关 格 治 验

许某，男，72 岁。初诊日期：2004 年 8 月 12 日。

呕吐 5 天。证见呕恶，不欲饮食，体倦乏力，头痛，腹满，大便数日一行。视其面色苍白虚浮，指甲淡无血色。察其舌质淡胖，边有齿痕，苔腻而厚。诊其脉沉无力。实验室检查：肌酐 216μmol/L，尿素氮 9mmol/L，碳酸氢盐 17mmol/L，血红蛋白 91g/L，尿蛋白 ++。西医诊断为慢性肾衰竭氮质血症期。此证属关格，乃阴阳俱虚，浊毒上冲，胃失和降所致，法宜降逆和胃，通腑泻热先治其标，方拟半夏泻心汤合小承气汤、佐金丸加减治之。

处方：

清半夏 10g	干姜 6g	黄连 6g	黄芩 10g
党参 10g	吴茱萸 3g	酒大黄 10g后下	竹茹 10g
砂仁 6g	鸡内金 10g		

7 剂，水煎服。煎药时加生姜 3 片，大枣 6 枚。煎药前以冷水浸泡 1~2 小时，以武火煮沸 15 分钟后，再下酒大黄，煮两次相合得 300ml 左右，分两次服用，若有呕吐则改为频服。服药后温覆，避风寒。饮食以清淡为主，忌食豆制品，控制食盐摄入量，可少食鸡蛋、瘦肉等优质蛋白。

二诊：呕吐已止，身倦、头痛、不欲饮食诸症皆减，大便一日一行，面色苍白，指甲淡无血色，舌质淡胖，边有齿痕，苔薄润滑，脉浮缓，重按无力。此腑气已通，浊毒上冲之势暂解，脾肾阴阳具虚之象凸现，治宜补益脾肾，兼以泄浊和胃，活血通络。方以自拟方通关平格汤加减治之。

处方：

益母草 30g	白茅根 30g	女贞子 10g	旱莲草 10g
淫羊藿 10g	巴戟天 10g	当归 10g	菟丝子 10g
丹参 30g	当归 10g	茯苓 30g	生黄芪 30g
陈皮 10g	何首乌 10g	酒大黄 6g^{后下}	西洋参 10g^{另煎}

7 剂，水煎服。煎药前以冷水浸泡 1～2 小时，以武火煮沸 15 分钟后，下酒大黄，再煎 15 分钟，煮两次相合得 300ml 左右，分两次服用，若有呕吐则改为频服。并煎第三遍以濯足。饮食忌宜同上。

三诊：身倦又减，纳谷已香，大便一日一行，察其舌质仍淡胖，边有齿痕，苔薄润，诊其脉浮缓，重按无力。此仍属脾肾气虚，于上方中加枸杞子 10g，煎煮、服用一如前法。

四诊、五诊、六诊、七诊借以通关平格汤加减出入，但以补益脾肾为要。

八诊：2005 年 1 月 15 日。面色已见红润之象，舌质略淡，脉细有力，饮食一如常人，大便一日一行。实验室检查报告为：肌酐 116μmol/L，尿素氮 7.8mmol/L，碳酸氢盐 19mmol/L，血红蛋白 111g/L，尿蛋白 +。治法仍以补益脾肾为主，兼以泄浊。

处方：

益母草 30g	白茅根 30g	女贞子 10g	旱莲草 10g
淫羊藿 10g	巴戟天 10g	当归 10g	菟丝子 10g
丹参 30g	当归 10g	茯苓 30g	生黄芪 30g
陈皮 10g	何首乌 10g	酒大黄 6g^{后下}	西洋参 10g^{另煎}

15 剂。药物煎煮、服用一如前法。

九诊：2005 年 2 月 28 日。已无明显不适，腰部微有酸痛，舌质淡红，脉细有力。实验室检查报告为仅见尿蛋白微量，治循前法。

处方：

益母草 30g	白茅根 30g	女贞子 10g	旱莲草 10g
淫羊藿 10g	巴戟天 10g	当归 10g	菟丝子 10g
丹参 30g	当归 10g	茯苓 30g	生黄芪 30g
陈皮 10g	何首乌 10g	酒大黄 6g	西洋参 10g
川芎 10g	枸杞子 15g		

15 剂。嘱其将上药共为细末，蜜和为丸，每丸 10g，每服 2 丸，每日 2 次。

2007 年 3 月随访，患者体健一如常人。

【按】该病初起，本为脾肾两虚，标为浊毒上冲，是以呕吐，腹满，大便数日一行。所以先行通腑泻浊、降逆止呕之法以治其标，因《素问·标本病传论》有言："先病而后生中满者治其标"，"小大不利治其标"。本证虚实寒热错杂，欲理寒热错杂之呕者莫如半夏泻心，欲通腑泻浊除胀者必藉承气，故以半夏泻心汤合小承气汤、佐金丸加减治之，以先治其标。呕止、满消、便通后，必治其本，方以本人治疗关格证的通关平格汤加减治之。通关平格汤方名即取治疗关格之意，意在使关通格平，是由益母草 30g、白茅根 30g、女贞子 10g、旱莲草 10g、淫羊藿 10g、巴戟天 10g、当归 10g、菟丝子 10g、丹参 30g、当归 10g、茯苓 30g、生黄芪 30g、陈皮 10g、何首乌 10g、酒大黄 10g、西洋参 10g 组成，并随证加减出入。该方以补益脾肾、活血利水为宗旨，方中女贞子、旱莲草、淫羊藿、巴戟天、菟丝子补肾中水火；生黄芪、陈皮、当归、茯苓、西洋参、何首乌健脾以生血气；益母草、白茅根、丹参、酒大黄活血利水降浊。兼呕者，加黄连、吴茱萸、竹茹；兼表者，加荆芥、防风；小便不利者，加泽泻、猪苓；血虚者，加枸杞子、白芍；头晕、血压高者，加天麻、钩藤等。

此案能给我等以启示者有四：其一治病必分标本缓急，大便不通者先行通便之法；其二，关格瘤疾必以补益脾肾为主，而兼以活血降浊；其三，关格病必须清楚西医之诊断及常规疗法，如纠正酸中毒服用大黄素片、贫血注射促红细胞生成素等；其四，本病不可苛求速效，必以缓图，固守补益脾肾、活血化瘀之法，切忌频繁转法变方，尤当注意饮食忌宜。

积 聚 治 验

张某，男，53 岁。初诊日期：2004 年 5 月 5 日。

右胁疼痛半月有余，加重 5 天。患者 10 年前于某医院诊断为脂肪肝，半月前因饮酒后感右胁部不适。证见形体肥胖，面色黧黑，两胁部撑胀疼痛，以右胁部为甚，胃脘胀满，口苦，不欲饮食，小便黄赤，大便黏腻不爽。察其舌质紫暗，两旁有瘀斑，舌苔厚腻色黄，诊其脉沉弦有力。B 超、CT 报告为：中度脂肪肝；于肝部发现 5cm×5cm、2cm×3cm 两个肿物。诊断为脂肪肝、肝占位性病变。此病为积聚，证属痰瘀交阻，湿浊内蕴，法当化瘀散结，清利湿热。方拟小柴胡汤合茵陈蒿汤加减治之。

处方：

柴胡 10g	黄芩 10g	清半夏 10g	茵陈 30g
栀子 10g	虎杖 10g	土茯苓 30g	丹参 30g
厚朴 10g	酒大黄 10g	山甲 6g先煎	枳壳 10g
焦三仙各30g	甘草 6g		

14 剂，水煎服。煎药时加生姜 3 片，大枣 6 枚。煎药前以冷水浸泡 1~2 小时，以武火煮沸 15~20 分钟，煮两次相合得 300ml 左右，分两次服用。忌饮酒，饮食清淡，节喜怒，戒劳累。

复诊：两胁疼痛减轻，口苦、胃脘胀满、食欲不振诸症皆除，仍感右胁部痛胀，舌质紫暗，苔转薄白。此乃湿热已化，痰瘀交阻，治当化瘀软坚，方以小柴胡汤合当归芍药散加减治之。

处方：

柴胡 10g	黄芩 10g	清半夏 10g	桃仁 10g
红花 10g	丹皮 10g	丹参 30g	厚朴 10g
鳖甲 10g^{先煎}	山甲 6g^{先煎}	枳实 10g	焦三仙各30g
当归 10g	茯苓 30g	生黄芪 30g	陈皮 10g

14 剂，水煎服。煎药前以冷水浸泡 1~2 小时，以武火煮沸 25~30 分钟，煮两次相合得 300ml 左右，分两次服用。并以药渣外敷右胁部。

复诊：右胁部疼痛等症渐减，舌质紫暗，舌边瘀斑减轻，苔薄白微黄，此乃痰瘀交阻，略有化热之象，宜稍佐清热解毒之药，仍以上方加减。

处方：

柴胡 10g	黄芩 10g	清半夏 10g	桃仁 10g
红花 10g	丹皮 10g	丹参 30g	鳖甲 10g^{先煎}
山甲 6g^{先煎}	枳实 10g	焦三仙各30g	当归 10g
茯苓 30g	半枝莲 15g	白花蛇舌草 30g	

14 剂，煎煮、服用一如前法。

复诊：右胁部疼痛等症已觉轻微，唯于活动略感气短，乏力，舌质淡紫，苔薄白。证属痰瘀交阻，正气渐虚。法当化瘀软坚，佐以健脾益气。方以上方去半枝莲、白花蛇舌草，加人参10g（另煎）、白术10g大健脾胃之气。14剂，煎煮、服用一如前法。

处方：

柴胡10g	黄芩10g	清半夏10g	桃仁10g
红花10g	丹皮10g	丹参30g	鳖甲10g先煎
山甲6g先煎	枳实10g	焦三仙30g	当归10g
茯苓30g	陈皮10g	白术10g	人参6g另煎
生黄芪30g	白花蛇舌草30g		

14剂，煎煮、服用一如前法。

如此出入加减变化半年有余，嘱患者行B超、CT检查。

复诊：患者面色微黑而有光泽，除过劳或饮酒后右胁部偶感不适外别无其他不舒，舌质淡紫，苔薄白。B超、CT检查发现3cm×3cm、1cm×2cm两个肿物。此属瘀血阻络，正气略有不足，于软坚散结之时兼以扶正。

如此出入加减变化又半年有余，嘱患者再行B超、CT检查。

复诊：患者面色微黑而黄，有光泽，除过劳后右胁部偶感不适外别无其他，舌质淡紫，瘀斑消失，苔薄白，脉象和缓有力。B超、CT检查发现2cm×3cm一个肿物。此属瘀血阻络，治宜攻补兼施。

处方：

柴胡10g	黄芩10g	清半夏10g	桃仁10g
红花10g	丹皮10g	丹参30g	鳖甲10g先煎
山甲6g先煎	白芍药10g	焦三仙各30g	当归10g

茯苓30g　甘草6g　人参6g[另煎]　枳实10g

生黄芪30g　陈皮10g　白术10g　白花蛇舌草30g

14剂，煎煮、服用一如前法。

如此出入加减变化又半年有余，嘱患者再行B超、CT检查。

复诊：患者面色微黑渐露红润之色，有光泽，除过劳或恼怒后右胁部偶感不适外别无其他，舌质淡紫，苔薄白，脉象和缓有力。B超，CT检查发现1.5cm×2cm一个肿物。此属瘀血阻络，因病程久远，治宜攻补兼施。

处方：

柴胡10g　黄芩10g　清半夏10g　桃仁10g

红花10g　丹皮10g　丹参30g　鳖甲6g[先煎]

山甲6g[先煎]　白芍药10g　内金10g　当归10g

茯苓30g　陈皮10g　白术10g　人参6g[另煎]

生黄芪30g　枳实10g　白花蛇舌草30g

14剂，煎煮、服用一如前法。

如此出入加减变化，气虚时加人参、白术；化热时加白花蛇舌草、土茯苓、半枝莲等等。患者至今来我院诊治，前后已达3年之久，已无不适感觉。

【按】本病属积聚。积聚成因，多由阴阳不和，脏腑虚弱，复感外邪，搏于脏腑所为。诸脏受邪，初起未能为积聚，然邪留日久，滞而不去，乃成积聚。本病初诊时证属痰瘀交阻，湿浊内蕴，以其小便黄赤，大便黏腻不爽，面色黧黑，舌质紫暗，两旁有瘀斑，舌苔厚腻色黄而知之。所以先治其湿热内蕴者，以其湿热之邪较瘀血易治也。清热利湿，疏利肝胆，有仲景之小柴胡汤及茵陈蒿汤，故以两方相合化裁。

　　二诊时湿热之象渐解，当治其瘀结，佐以健脾。故以小柴胡汤合当归芍药散加减治之，取其疏利肝胆、活血化瘀、健脾祛湿之意。所以健脾者，取《金匮要略·脏腑经络先后病脉证》"肝病实脾"之旨。三诊时，苔薄白微黄，疑有化热之象，故于方中加白花蛇舌草、半枝莲以清热解毒。四诊时去半枝莲、白花蛇舌草，而加人参、白术者，因热邪已解，苦寒之药不宜久服，恐伤正也。因积聚之病非一日所得，其治亦非一日之功，欲求其速，自求祸尔。本病之治疗，始终坚持"久病痼疾宜缓图"之原则，取《金匮要略·血痹虚劳病脉证并治》所言"缓中补虚"之意，于软坚散结之时佐以扶正之品，始终以小柴胡汤疏利肝胆为主方加减化裁，加入软坚散结之山甲、鳖甲，或加入清热解毒之白花蛇舌草、半枝莲，或加入健脾利湿生黄芪、白术、茯苓。积聚病属本虚标实，病久入络，且"气为血之帅"，气虚行血无力常致血瘀脉络，加入山甲、鳖甲意在搜络剔邪，用人参、生黄芪等意在健脾益气。

　　此案能给我等以启示者三：其一，积聚之病，必以缓图，切忌一味攻伐，徒伤其正，补益后天之本甚为重要；其二，攻伐之药，不可过用，宜以小量常服为佳，且应与扶正药相合为用；其三，积聚之病，宜节制饮食，切忌饮酒，不可劳累。

继发性闭经治验

　　刘某，女，40 岁，已婚。初诊日期：2010 年 8 月 30 日。

　　月经不调 2 年余，数月一至，量少色暗。末次月经 2010 年 3 月 16 日，至今 5 个月未潮，伴有失眠多梦，腰酸怕冷，多汗，白带正常，舌质紫暗，苔根稍厚，脉细弱。辨为肾虚血瘀、冲任失调之闭经，以二仙汤合桃红四物汤加减治疗。

处方：

仙灵脾 10g	巴戟天 10g	当归 10g	知母 10g
黄柏 10g	白芍 10g	生地 15g	川芎 10g
桃仁 10g	红花 10g	土茯苓 30g	怀牛膝 15g

14 剂，每日 1 剂，水煎，饭后服。

9 月 14 日二诊：月经 9 月 8 日来潮，量中等，3 天干净，仍失眠多梦。治拟前方去仙灵脾、巴戟天，加女贞子 15g，夜交藤 30g，滋阴填精，交通阴阳。再服 14 剂。

9 月 28 日三诊：失眠多梦显著改善，唯口干明显，治拟二诊方减红花为 6g，加茵陈 15g，生甘草 6g。14 剂，每日 1 剂，水煎，饭后服。

10 月 12 日四诊：正值经期，尚属正常，诸症亦平。

【按】西医学认为正常月经的表现有赖于丘脑－脑垂体－卵巢轴的正常协调。中医学认为继发性闭经多从肾虚血瘀、冲任失调立法。若因先天禀赋不足，或后天情志不节，劳欲过度，损伤肾精，肾气不实，可致使精难化血而月经停闭。正如《医学正传·妇人科》中所说："月经全借肾水施化，肾水既乏，则经血日以干涸而闭也。"《傅青主女科》谓："经水出诸肾。"由此可见，肾虚精亏，血无所化，血海空虚，无血可下是闭经的本质所在。

任主胞胎，冲为血海，二脉俱通，月事应时而下。若因外感风寒，内伤生冷，七情郁结，为痰为瘀，凝滞经络，则可致冲任闭阻。《素问》曰："月事不来者，胞脉闭也。"杨上善注："胞者，冲任之脉，起于胞中，为络脉海，故曰胞脉也。"因此，瘀血阻滞冲任二脉是致使经闭不行的重要原因和必要条件。治疗以补肾活血、调理冲任为基本治则，常用方为二仙汤合桃红四物汤加减，以二仙汤补益肾精、平衡阴阳，桃红四物汤活血化瘀、调理冲任，使肾精充足，血化有源，瘀去脉通，血行有道。二仙汤药物组成有仙灵脾、仙茅、巴戟天、当归、白芍、知母、黄柏。此方以温肾阳、补肾精、泻相火、滋肾阴、调理冲任、平衡阴阳见长。方中仙灵脾、仙茅、巴戟天性温可温壮肾气以助推动之力，性柔可滋阴填精以补血气，温柔相合，刚柔相济，则阳气自复，阴精自生；精血同源，当归、白芍补肝养血，合用自有精血互生之妙；用知母、黄柏滋肾阴以制二仙等温燥之弊。合之桃红四物汤，则瘀去络通，冲任复常。有研究显示二仙汤主要是通过调节丘脑－垂体－卵巢轴的功能，促进自身性腺分泌性激素，从而改善因性激素分泌减少而引起的子宫、卵巢等器官的萎缩。根据闭经肾虚血瘀、冲任失调的基本病机以二仙汤合桃红四物汤补肾活血、调理冲任，故取得了显著疗效。

[谷浩荣，谢箐．贾春华教授应用二仙汤合桃红四物汤治疗继发性闭经经验撷要．北京中医药大学学报（中医临床版）2011；18（2）：29－30]

李成卫副教授医案

李成卫（1971－），男，医学博士，北京中医药大学基础医学院中医临床基础系副教授，中医"四大经典"教学团队《金匮要略》课程主讲教师。

糖尿病并发周围神经病变治验

陈某，男，73岁。2008年1月初诊。

患者患糖尿病二十余年，肌内注射胰岛素，口服二甲双胍、格林美脲治疗；高血压病10年，口服硝苯地平缓释片等降压西药；手足麻木5年。患者耳聋耳鸣，视物昏蒙，终日精神萎靡不振。刻诊：手足麻木、冷痛，昼夜不停，耳聋耳鸣，精神萎靡，抑郁不振，阵发性冷汗，心悸，大便干结，腰酸，夜尿多，舌质淡暗，苔薄白，脉沉细。证属脾肾阳虚，痰湿阻痹。治宜温补脾肾，祛痰通腑。方用黄芪桂枝五物汤合金匮肾气丸加减。

处方：

生黄芪15g	桂枝10g	杭白芍20g	生龙骨30g^{先煎}
生牡蛎30g^{先煎}	制附子10g	熟地25g	山萸肉10g
泽泻10g	茯苓10g	丹皮10g	肉苁蓉15g
当归25g	白菊花10g	川牛膝10g	桃仁10g

7剂后，大便通畅，每日1次，冷汗出略减。此为顽疾，须守方治疗，方可取效。

服药两月，手足麻木、冷痛减轻，无冷汗、心悸，大便日行一次，腰酸、夜尿多、耳聋耳鸣、视物昏蒙等减轻，已经能够读书看报，精神佳，舌质淡暗，苔薄白，脉沉细。继守前方，汤剂减半，配合成药金匮肾气丸，每日2次，每次1丸。又继续服药两月，手足麻木、冷痛减轻，大便通畅，每日1次，血压平稳，空腹血糖7.0mmol/L以下，西药降压药已经停服，胰岛素减量。

【按】本案患者为糖尿病并发周围神经病变，主症有手足麻木、冷痛、汗出等，虽然大便干结，但腰酸，夜尿多，舌质淡暗，苔薄白，脉沉细，证属脾肾阳虚，痰湿阻痹。阳虚痰阻于外则麻木，阳虚湿阻于内则夜尿多而大便干结。本案黄芪桂枝五物汤合金匮肾气丸，温通表里阳气，通利二便，给邪以出路，在补益中寓有祛邪之意。治疗关键：一，大便通畅后，减去肉苁蓉、当归、桃仁等润肠通便药物；二，手足麻木为顽疾，需要守方缓缓消除。

中风后遗症治验

张某，男，72 岁。2008 年 8 月 17 日初诊。

因中风左侧肢体不遂，已有 1 年余。后口服降压、降脂药，并采用中药、针灸、推拿等各种疗法。平素大便秘结，需要口服通便胶囊、外用开塞露才保障大便每日一行。因于 2008 年 7 月更换某种进口抗血小板凝聚西药，导致便秘加重后就诊，查血压 17.29/10.64kPa，胆固醇 7.3mmol/L，三酰甘油 1.82mmol/L。刻诊：左侧肢体不遂，大便秘结，两日一行，舌苔薄白，略水滑，脉沉弦细。辨证为阳虚体质，痰湿稽留。贼风入中经络，营卫痹塞不行，故左手足废而不用；上蒙清窍，则头脑胀痛；气虚水停，推动无力，故大便秘结。治拟助阳益气以祛风邪，化湿痰而通经络，佐以温润通便。方用黄芪桂枝五物汤合苓桂术甘汤加减。

处方：

生黄芪 15g	桂枝 10g	杭白芍 20g	生白术 25g
云茯苓 25g	生杜仲 10g	桑寄生 10g	川牛膝 10g

山萸肉 10g　　肉苁蓉 15g　　当归 25g　　白菊花 10g

草决明 30g　　桃仁 10g

嘱停抗血小板凝聚西药。

7 剂后，大便通畅。前方加减治疗，嘱逐渐减少通便胶囊、开塞露用量及次数。服药三十余剂后，症状明显好转，左下肢行走逐渐有力，大便日一行，通便胶囊、开塞露已经停用，血压平稳，用前方加减，汤剂减半，两日一剂。服药 4 周后，大便通畅，1~2 日一行。

复诊：近 3 日来，腹部凉，用周林频谱仪照射腹部后才有便意。查血压 120/80mmHg，舌质暗，苔白水滑。此本肾阳虚，加上冬日严寒，阳气不足，推动无力，故大便秘结，运化不利，水湿泛滥，舌苔水滑。治宜温肾利水，通便。用金匮肾气丸合苓桂术甘汤加减治疗。

处方：

制附子 10g　　桂枝 10g　　熟地 25g　　山萸肉 10g

云茯苓 25g　　泽泻 10g　　丹皮 10g　　山药 20g

生白术 10g　　肉苁蓉 15g　　当归 25g　　白菊花 10g

川牛膝 10g　　桃仁 10g

7 剂后，大便通畅，有便意，不必依靠周林频谱仪。

前方加减治疗 4 个月后，左半身功能基本恢复，血压平稳，西药降压药停服。

【按】本案患者为中风后遗症，有左侧肢体不遂等体表病证，舌苔薄白，为表虚风阻，属于黄芪桂枝五物汤证；初诊大便秘结而舌苔水滑，为脾阳虚水停便秘，当属苓桂术甘汤证；再诊腹部发凉，用周林频谱仪照射腹部后才有便意，为肾阳虚水停便秘，则为金匮肾气丸证。故治疗用黄芪桂枝五物汤分别与二方合用，在温阳利水基础上润肠通便，使阳气推动水液运行正常，便秘自然缓解。本案治疗要点：一，白术益气通便需要生用，用量要偏大；二，当归、白菊花合用可以润肠通便。

早搏、左心功能不全治验

阿某，女，69岁。2007年1月14日初诊。

心悸、眩晕、水肿2周。

既往有心律失常、高血压及冠心病史。查心电图提示房颤、室性早搏。血压160/100mmHg。刻下：心悸，眩晕，纳差，便溏，大便日3～4次，舌质淡红，苔薄白，脉沉细结代。西医诊断：①原发性高血压病；②冠心病，房颤，早搏，左心功能不全。中医诊断：①眩晕；②胸痹；③心悸。证属气虚痰阻，胸阳不振，治宜祛痰通阳，扶正祛邪。方用黄芪桂枝五物汤合金匮肾气丸加减。

处方：

生黄芪 15g	桂枝 10g	赤白芍各10g	生龙骨 30g^{先煎}
生牡蛎 30g^{先煎}	制附子 10g	熟地 15g	山萸肉 10g
泽泻 10g	云茯苓 20g	丹皮 10g	桑白皮 10g
生苡仁 10g	冬瓜皮 10g	煨葛根 10g	川芎 10g

7剂后，水肿、心悸、眩晕减轻，纳食增加，大便成形，每日1～2次，血压140/90mmHg，舌质淡红，苔薄白，脉沉滑。守方继续服用2周后，无水肿、心悸、眩晕，纳食增加，大便成形，每日1～2次，血压120/80mmHg，舌质淡红，苔薄白，脉沉滑，汤剂减半，两日一剂，合服金匮肾气丸中成药，嘱减停降压西药。连续服用两月余，诸症悉除，血压平

稳，降压西药停服。

【按】本案患者心悸，便溏，苔薄白，脉结代，辨证为心阳虚，属黄芪桂枝五物汤证；水肿，眩晕，舌质淡，苔薄白，脉沉细，则为肾阳虚，属金匮肾气丸证。本案治疗，一是用泽泻、茯苓、桑白皮、生苡仁、冬瓜配煨葛根，既可以利水消肿，又可以升清降浊止泻；二是减少熟地用量，保留其补肾之用，去其滋腻滑肠之弊。方证相应，自然收效确切。

《温病学》课程组医案

赵绍琴教授医案

赵绍琴（1918 - 2001），男，浙江绍兴人，北京中医药大学教授，主任医师，博士生导师，著名中医学家、中医教育家。为三代御医之后。赵氏幼承家学，后又拜师于太医院御医韩一斋、瞿文楼和北京四大名医之一汪逢春，尽得三家真传。曾任北京中医学院温病教研室主任，中国中医药学会内科学会顾问，中国医学基金会理事，第七、八届全国政协委员等。著有《温病纵横》、《文魁脉学》、《赵绍琴临证 400 法》、《赵绍琴临床经验集》、《赵绍琴内科学》等。

升降散应用 5 则

案 1：高热案

张某，男，30 岁。

发热两天。两天前发热恶寒，咳嗽，少痰，口微渴，某医予服桂枝汤，并饮红糖生姜水取汗。今起身热甚（体温 39.7℃），咽红肿痛，且有白腐，咳嗽，痰中带血，胸部刺痛，头痛口干，渴喜凉饮，心烦，偶有谵语。舌绛干裂，脉象弦滑且数。诊为风温化热，逆传心包。急以宣气热兼以疏卫，凉营分以开神明。

处方：

蝉衣 3g　　　　连翘 12g　　　　僵蚕 6g　　　　银花 12g

杏仁 9g　　　　片姜黄 6g　　　　竹茹 9g　　　　菖蒲 9g

鲜茅芦根各30g　生石膏 24g^{先煎}

一剂，水煎服。

二诊：药后身热渐退（体温 39.1℃），神志渐清，咽红肿痛皆减，干咳，痰中血渍未见，舌红苔黄，脉弦数。再以前方加减。

处方：

蝉衣 3g　　　　连翘 9g　　　　僵蚕 6g　　　　银花 12g

前胡 3g　　　　片姜黄 6g　　　　知母 6g　　　　鲜茅芦根各 30g

生石膏 15g　　焦三仙各 9g

2 剂，水煎服。

三诊：身热退净（体温 37.2℃），咽红肿痛已止，咳嗽已微，大便通而小便短少，舌微红而苔厚腻，脉弦滑而细。再以清解余热，肃降化痰。

处方：

前胡 3g　　　　杏仁 6g　　　　生紫菀 3g　　　　黄芩 6g

川贝 6g　　　　鲜茅芦根各 30g　焦三仙各 9g

3 剂，水煎服。

四诊：病已基本痊愈，仍有一二声咳，原方继进三剂而愈。

[艾军．赵绍琴教授论治郁热经验．中医药通报 2005；8（4）：14－16]

案 2：痛经案

间某，女，20 岁，未婚，1993 年 5 月 21 日初诊。

12 岁初潮，月经规律，自 15 岁开始经行腹痛，近半年逐渐加重，从行经前 1~2 天出现两胁及乳房胀痛，心烦急燥，腰痛，少腹坠胀，前后二阴亦有下坠感，时有尿频尿急。行经后，量多有血块，色暗红。某医院 B 超检查提示：子宫内膜异位症。末次月经 4 月 25 日，现已近来潮，恐其又作。特求赵老诊治。刻下：心烦急躁，失眠梦多，喜冷饮，大便偏干，小便黄，舌红起刺苔黄厚，脉弦细数。证属肝经郁热，气机不畅。治拟清泻肝经郁热，疏调气机方法。方以升降散加味。

处方：

蝉衣 6g	片姜黄 6g	柴胡 6g	黄芩 6g
川楝子 6g	竹茹 6g	炒枳壳 6g	僵蚕 10g
香附 10g	泽兰叶 10g	茅芦根各 10g	大黄 1g

5 剂，水煎服。嘱其饮食宜清淡，忌食辛辣刺激、饮冷以及肥甘厚腻食品。

二诊：5 月 24 日。服药 3 剂，月经来潮，两胁及乳房胀痛未作，少腹坠胀及前后二阴下坠感减轻，稍有腹痛，大便正常，精神爽快。治宜因势利导，仍以上方去柴胡、黄芩、泽兰叶、大黄，加元胡 6g，生地榆、茜草、生蒲黄、炒五灵脂、益母草各 10g。5 剂，水煎服。

三诊：5 月 29 日。上方服完，月经干净，无其他不适。再以凉血清热、疏调气机方法。

处方：

蝉衣 6g	片姜黄 6g	竹茹 6g	炒枳壳 6g
僵蚕 10g	当归 10g	生地 10g	丹参 10g
白芍 10g	茜草 10g	香附 10g	大黄 1g

以此方调治 3 周，月经适来，腹痛未作，无不适。

案3：闭经案

袁某，20岁，1993年4月5日初诊。

11岁初潮，月经一直正常。从15岁开始月经延期，逐渐发展到一年2~3次。曾用人工周期疗法以及中药治疗，疗效不佳。现面色暗浊，体质较胖，体倦乏力，精神抑郁，心烦梦多，两胁胀痛，月经四个月未至，舌红且暗，苔厚腻，脉沉涩。证属血分郁滞，气机不畅，冲任受阻。拟治调冲任、理气机、化湿滞以行其经。

处方：

蝉衣6g	片姜黄6g	柴胡6g	防风6g
川楝子6g	僵蚕10g	赤芍10g	牛膝10g
旋覆花10g	香附10g	大黄5g	

5剂，水煎服。

二诊：4月10日。服药3剂月经至，量多有血块，余症减轻，心情舒畅。仍以前法进退，上方去旋覆花、大黄，加荆芥炭、益母草、焦三仙。5剂，水煎服。

三诊：4月15日。服药5剂，月经干净，身体轻松，他症皆无，舌红薄白，脉濡数，更以养血为务。

处方：

蝉衣6g	防风6g	当归10g	川芎10g
生地10g	白芍10g	香附10g	僵蚕10g
旱莲草10g	女贞子10g	泽兰叶10g	焦三仙各10g

以此服药调治3周后，月经来潮，3个月后逐渐正常，体胖减。

案4：崩漏案

王某，女，47岁，1988年7月5日初诊。

月经紊乱已两年余，周期 20～70 天不等，经期延长，量时多时少，10 天前月经来潮，势如泉涌，用安络血、维生素 K、人参归脾丸、云南白药以及黄体酮、睾酮治疗无效，特求治于赵老。刻下：面色㿠白，动则心慌气短，同时伴有心烦急燥，夜寐不安，口渴咽干，少腹作痛，出血不止，有血块，舌红起刺，苔黄且干，脉弦滑细数，血色素 45g/L。证属素体阳盛，伏热于里，扰动血海，迫血妄行。拟治宣畅三焦气机，清泻血分郁热。嘱清淡饮食，忌食辛辣。

处方：

蝉衣 6g　　片姜黄 6g　　川楝子 6g　　僵蚕 10g

茅芦根各 10g　小蓟 10g　　荆芥炭 10g　　炒槐花 10g

苎麻根 10g　　大黄 1g

5 剂，水煎服。

二诊：7 月 10 日。自述服药 2 剂血量明显减少，4 剂血止，余症随之减轻。改用养血育阴法。

处方：

荆芥炭 10g　　旱莲草 10g　　女贞子 10g　　白芍 10g

当归 10g　　　生地 10g　　　川芎 10g　　　茜草 10g

僵蚕 10g　　　生地榆 10g　　蝉衣 6g　　　片姜黄 6g

以此方调治 2 周，未见其他异常。1 月后，面色红润，体质增，无不适。

案 5：鼓胀案

户某，男，46 岁。1990 年 3 月 11 日初诊。

自 20 岁时患肝炎，经治疗后，一直尚好。两年前因贫血去某医院就诊，经检查发现肝脾肿大，中等硬度，结合超声波、同位素检查确诊为肝硬化。现面色㿠白，牙龈经常出血，全身乏力，头晕心烦，失眠梦多，脘腹胀满，皮肤甲错，时有低热，大便干结，小便黄赤，舌红苔腻且黄厚，脉沉弦细且滑数。证属湿热郁滞于肝胆。治拟调气机，解郁结，升清降浊。

处方：

蝉衣 6g	僵蚕 10g	片姜黄 6g	柴胡 6g
黄芩 6g	川楝子 6g	杏仁 10g	藿香 10g
佩兰 10g	大腹皮 10g	大黄 2g	焦三仙各 30g

复诊：服药 10 剂后，诸症见轻，二便正常，食欲渐增。仍以前法，佐以凉血化瘀。

处方：

柴胡 10g	黄芩 6g	赤芍 10g	丹参 10g
香附 10g	郁金 10g	茜草 10g	杏仁 10g
旋覆花 10g	白头翁 10g	焦三仙 30g	水红花子 10g

三诊：又服 10 剂，饮食、二便正常，精神较佳，唯肝脾大不消，继以疏调气机，凉血化瘀，佐以软坚散结。

处方：

当归 10g	赤芍 10g	丹参 10g	川芎 10g
郁金 10g	旋覆花 10g	益母草 10g	茜草 10g
炙鳖甲 20g	生牡蛎 30g	大腹皮 10g	槟榔 10g
焦三仙 30g			

服药 30 剂后，以此方加减改制成丸药，又服药 3 个月，再去医院复查，生化指标均在正常范围，肝脾均有较大幅度回缩，质地变软，并可以承担轻体力工作。

【按】升降散方出自清·杨栗山《伤寒瘟疫条辨》一书，全方由蝉衣、僵蚕、片姜黄、大黄组成。其方选药精当，配方合理，具有调畅气机、宣郁散火之功，是杨氏治疗外感温热病的基本方。赵老临床运用此方治疗内伤外感等多种疾病，每获良效，由以上医案可见一斑。

慢性肾病治验 4 则

案 1：水肿（肾病综合征）

王某，女，68 岁

患者水肿病已 3 年余，时轻时重，经某医院诊断为肾病综合征。服中西药无效，近两月来水肿加剧，下肢尤甚，几乎难以行走，由其女搀扶前来就诊。患者面目一身悉肿，按之凹而不起，下肢肿甚，面色㿠白虚浮，眼睑难以开启，两眼如线状。肚腹肿胀如鼓，自觉胀满，小便不利，大便艰涩难下。诊其两脉沉迟涩滞，如病蚕食叶状，关尺脉虚微若无，舌胖质嫩色淡，舌苔白腻滑润有液。一身关节沉重，动则作痛。检视其前所用方，不外五皮、五苓、肾气丸之类，然均无效验。综合脉、舌、色、症分析，其病全属中阳不足，真元大伤，寒湿阻络，失于温化，经脉闭阻，三焦不畅，其病已延久，阳微阴盛，非大剂温通不足以解其寒凝。必候寒解阳回，络脉疏通，方克有济。姑拟四逆汤加味温阳以散寒凝。

处方：

淡附片 30g^{先煎}　淡吴萸 10g　淡干姜 10g　肉桂 6g

炒川椒 6g　　　细辛 6g　　　茯苓 10g

3 剂，水煎服，每日 1 剂。

二诊：4 日后患者自己步行前来就诊，既不需人搀扶，也不需扶手杖，其肿势已消之大半。患者自述服前方一剂后，至午夜腹痛作泻，下如稀水，连续三次，其势如注，总量约

500ml。因其泻势甚猛，家人甚为担忧，意欲前来急诊，后因见其泻后自觉舒适，且精神尚佳，遂较放心观察。泻后安然入睡。次日服第二剂药后，又泻3次，约350ml。第三剂服后又泻水2次，约200ml。三日之内，水肿日见消退，精神日增，饮食知味，已能自主活动，遂来复诊。

再诊：其脉已由沉迟涩滞变为沉缓濡滑，按之已觉力增，舌白水滑之象已减。说明三进大剂温热，阳气已得振奋，驱逐阴寒水湿之邪由大便泻出，此为三焦畅通之象。益火之源以消阴翳，仍以前法继进，温阳益气，培土制水。

处方：

淡附片 30g^{先煎}	淡吴萸 10g	淡干姜 10g	川桂枝 10g
炒川椒目 6g	黄芪 30g	党参 20g	白术 10g
茯苓 10g			

淡附片 30g[先煎]　淡吴萸 10g　淡干姜 10g　川桂枝 10g

炒川椒目 6g　黄芪 30g　党参 20g　白术 10g

茯苓 10g

5剂，水煎服，每日1剂。

三诊：药后水肿全消，面色渐转红润，精神日增，饮食、睡眠均佳，二便如常，行动自如，能协助家人干些轻活，脉象沉软濡滑，舌白苔润。寒湿虽去，恐其复来，为拟丸药处方，常服以资巩固。

处方：

黄芪 60g　党参 60g　附片 60g　干姜 20g

吴萸 10g　肉桂 10g　当归 30g　白芍 30g

熟地 60g　川芎 30g　白术 30g　陈皮 20g

茯苓 60g　炙甘草 30g　鹿角霜 20g　鸡内金 30g

上药共研细面，炼蜜为丸，每丸重9g，每日早、午、晚各服1丸，白开水送下，如遇感冒发热可暂停。

上药服完后，身体日渐强健，水肿未再反复。

【按】此为阴水，缘于阳气衰微，阴寒内盛，闭阻络脉，气血不得流通，三焦不得通畅，水湿无由泄越，溢于肌肤而为水肿。仲景云："病痰饮者，当以温药和之。"概指此言。其症浮肿按之没指，凹而不起，肌肤四肢沉重发凉，时时畏寒，口淡不渴，舌胖质嫩，苔白水滑，脉象沉微，按之无力。治疗此证当以温阳为先，使阳气振奋，则寒湿自去。本案服温热回阳剂后，大便泻水如注，其理即如《伤寒论》所云："以脾家实，腐秽当去故也。"其方用淡附片、淡干姜、淡吴萸，三者合用，名三淡汤，最善温阳散寒，是师门口授心传之经验方，为治疗阴寒内盛、元阳衰微之阴寒证之要方。再合辛甘大热之肉桂温阳化气，走窜行水之椒目，温经散寒之细辛，健脾利水之茯苓，故能振奋脾肾之阳气，而泄寒湿之壅盛。此证以温阳为急，故不可加入阴柔之药，若援引张介宾阴中求阳之例，加入熟地等补肾滋腻之药则误矣。故初诊、二诊皆不用之。水肿消退之后，以丸药善后调理则可用之。此间道理，细细揣摩，自可明之。

案2：水肿（肾病综合征）

房某，女，2.5周岁。1989年10月30日初诊。

患儿1989年4月因感冒后全身水肿去医院就诊，经检查发现尿蛋白+++，并伴有大量管型，以肾病综合征收住入院治疗。用激素治疗后，水肿见轻，尿蛋白仍持续在+~++，现症面色㿠白，全身轻度水肿，尿量较少，智力较差，激素已由每日30mg减至每日7.5mg，尿蛋白++，指纹色紫，舌红苔厚腻，脉滑数。证属湿热蕴郁于内，治拟清热化湿为法。

处方：

荆芥2g　　　白芷2g　　　苏叶3g　　　丹参5g
生地榆5g　　茅芦根各6g

服药 7 剂后,水肿消失,尿蛋白(－),夜啼不安,大便干结,舌红苔薄白。湿郁渐化,热郁未清,仍以前法,佐以凉血化瘀,递减激素。

处方:

> 荆芥 2g　　防风 2g　　生地榆 6g　　丹参 6g
>
> 赤芍 6g　　茜草 6g　　茅芦根各6g　焦三仙各6g

服药 7 剂,尿蛋白(－),饮食、二便正常。又按此方服药二十余剂后,化验检查未见异常而停服激素,用下方治疗。

处方:

> 荆芥 3g　　生地榆 6g　　焦麦芽 6g　　水红花子 6g

改隔日 1 剂,连服 4 周。

【按】肾病综合征是以高度水肿、大量蛋白尿、高脂血症、低蛋白血症为主要特征的一组临床证候群,属于中医水肿、虚劳的范畴。临床治疗多以利水、行水甚至逐水等方法,治疗方剂如五苓散、五皮饮以及疏凿饮子等。而赵老通过几十年临床观察和实践认为,治疗肾炎、慢性肾病的水肿,并非利水一途,因为利水的疗效不尽如人意,往往是越利尿水肿越甚,尿蛋白反复不降。其病的实质是湿热郁滞,邪气不去,正气难复,而用清化湿热的方法,往往收到比较满意的疗效。治水肿不用利水剂,而收消肿之效,所谓不治之治是也。

案 3:水肿 3(肾病综合征)

张某,男,22 岁,某大学一年级学生。

1988 年秋季参加军训后出现水肿,经多次检查确诊为肾病综合征,尿蛋白持续 +++。住某医院治疗,先用激素冲击疗法,未见效果,反见严重的激素副作用。后加用环磷酰胺等免疫抑制剂,也无效。患者的父母都是医务工作者,深知肾病综合征大量尿蛋白流失的严重危害，同时，也深知丢蛋白补蛋白是肾病综合征的调养法宝。因此，他们为其子精心安排了高蛋白饮食谱，每天的饮食鱼、虾、肉、蛋、奶不断，平均每 2 ～ 3 天就要进食一只鸡，以补充营养，并强制其卧床休息，不得下床活动。他们为儿子做了他们认为应该做的一切。如此治疗一年有余，患者的病情更加严重，尿蛋白定性检查 ++++，24 小时尿蛋白定量高达二十多克，同时，其水肿加剧，面色惨白，体力衰弱，几至不能下床行走。百般无奈之中，于 1989 年春请赵师会诊。视其舌红，苔腻垢厚，切其脉濡滑数，按之有力，证属湿热蕴郁，热入血分，络脉瘀阻，因其食补太过，致使三焦不畅，气血壅滞。其诸般虚弱之症，非真虚也，乃"大实若羸"之象也，治当凉血化瘀，清化湿热，疏调三焦方法。遂令其停止进食一切蛋白食物，每天的主食也减量至三两。并要求患者进行户外活动，每天散步 1 ～ 2 小时，逐渐增加到 3 ～ 4 小时，当患者和父母明确表示能够做到时，赵老始为疏方如下：

荆芥、防风、白芷、独活、生地榆、炒槐花、丹参、茜草、焦三仙、水红花子、大腹皮、槟榔、大黄。水煎服，每日 1 剂。

两周后，尿蛋白开始下降，水肿也开始渐渐消退。继之依上方随症加减治疗 3 个月，在患者的密切配合下，其尿蛋白完全转阴，水肿全消，体力也大大增加，继续巩固治疗半年，停药观察，至今未复发。

【按】这个病例清楚地说明了补蛋白和禁蛋白对肾病综合征尿蛋白流失的不同影响。起初，患者大量进食高蛋白食物，但并未能纠正其低蛋白血症，相反却加剧了尿蛋白的流失；后来，由于采用了低蛋白饮食配合中药综合治疗，其尿蛋白很快就得到了控制。从而说明了忌食高蛋白食物对于治疗慢性肾病消除尿蛋白是多么重要。

案4：水肿（慢性肾功能不全，双肾萎缩）

褚某，男，35 岁，中国社会科学院某研究所科研人员。

1982 年患急性肾炎，未得根治，尿蛋白经常为 ++ ~ +++，因其未至影响工作，故未重视治疗。1992 年初发现血肌酐为 3.1mg/dl，血尿素氮为 24.7mg/dl，超出正常值不少，又作 B 超检查，结果显示双肾弥慢性病变，双肾萎缩，右肾缩小甚，其左肾为 9.2cm×4.1cm×3.7cm，右肾 7.7cm×3.8cm×4.1cm，遂确诊为慢性肾炎，继发慢性肾功能不全，氮质血症期。1992 年 4 月前来就诊。当时，尿蛋白为 ++++，证见腰痛、乏力、恶心、纳呆，下肢水肿，脉象濡滑数，按之有力，舌红，苔白且腻根厚。

综合脉、舌、色、症，辨为热入血分，络脉瘀阻，湿郁不化。先用凉血化瘀、疏风化湿方法。药用荆芥、防风、白芷、独活、苏叶、半夏、陈皮、生地榆、赤芍、丹参、茜草、焦三仙、水红花子、茅芦根，水煎服，每日 1 剂。并嘱其严格控制饮食，坚持进行走路锻炼，每日不少于 3 小时。

二诊：患者服上方 1 周后，湿郁已开，呕恶已除，精神转佳，但尿蛋白未减，余症仍在。遂于上方减去白芷、独活、苏叶、半夏、陈皮，加入小蓟、大腹皮、槟榔等。

再服 2 周，自觉诸症皆减，身感有力，尿蛋白已降为 ++，尿素氮降至正常范围，为 14mg/dl，血肌酐降至 2.3mg/dl，患者喜出望外，信心倍增，后依法坚持治疗 1 年余，尿蛋白维持在 ± ~ - 之间，尿素氮和血肌酐也都维持在正常范围之内。最令人惊奇的是复查 B 超发现，患者的双肾均较治疗前明显增大，其左肾为 9.2cm×4.9cm×3.1cm，右肾 8.2cm×5.3cm×3.7cm。主检大夫对照前后两次 B 超结果，感到迷惑不解。因为本来已经萎缩了的肾脏竟又增大了，真令人不可思议。

【按】本例为慢性肾小球肾炎长期不愈，发展为慢性肾功能不全，属于氮质血症期，按照现代医学的认识，其肾脏的病变将趋向于进行性恶化，并且是不可逆的。然而，经过赵老的精心治疗，在患者的密切配合下，获得了理想的治疗效果。不但血肌酐和尿素氮降到了正常范围，而且原已萎缩了的肾脏也有所增大。说明了在慢性肾功能衰竭阶段，其肾脏病变并非都是不可逆的。中医药辨证论治，配合控制饮食和运动锻炼确实是治疗慢性肾病行之有效的方法。

[彭建中，杨连柱. 赵绍琴验案精选. 学苑出版社，1996：186–192]

孔光一教授医案

孔光一（1931– ），男，北京中医药大学基础医学院中医临床基础系教授，中医临床基础学科温病学专业研究生导师，中医"四大经典"国家级教学团队顾问。

强直性脊柱炎治验

陈某，女，31 岁，台湾人。初诊日期：2007 年 7 月 17 日。

腰背疼痛，屈伸不利。

患者患强直性脊柱炎（AS）19 年。时值月经将至，两乳胀痛，腰背痛难直，便稀，目红，左脉弦，苔薄黄少苔。曾查血沉 72mm/h。月经将行，气血郁滞于肝经冲脉，调经和血为先，行经后再通络治痹。治以疏肝健脾，养血通络，理气调经。

处方：

白术 10g	白芍 10g	赤芍 10g	柴胡 10g
茯苓 15g	当归 10g	川芎 6g	半夏 10g
黄芩 10g	陈皮 6g	青皮 6g	川断 10g
甘草 5g	干姜 4g	肉桂 4g	

7 剂，水煎服，每日 1 剂。

二诊：仍腰腿凉，无汗，带多，尿热，脉弦苔薄。证属脾肾阳虚，湿热蕴阻经脉。治以健脾温肾，清热利湿，温经通络。

处方：

苍术 10g	黄柏 15g	怀牛膝 10g	生薏仁 20g
半夏 10g	黄芩 10g	白术 10g	川断 10g
甘草 5g	麦冬 30g	青皮 6g	陈皮 6g
赤芍 10g	白芍 10g	肉桂 4g	干姜 3g
党参 6g	杜仲 10g	金毛狗脊 20g	

14 剂，水煎服，每日 1 剂。

其后每次月经前和月经后以上述思路调整方剂，连续服用 6 个月。2008 年 1 月查血沉 33mm/h，四肢怕冷症状减轻，脊柱于月经后疼痛减轻，活动度增加。继续按上述治法服药 1 年半后，诸症减轻，肢体关节活动较前灵活，2009 年 2 月查血沉 25mm/h。

【按】强直性脊柱炎以背部疼痛，脊柱僵硬、强直、畸形、活动范围受限为临床特征，归属传统医学"痹证"、"骨痹"、"肾痹"、"顽痹"等范畴。孔老往往在温阳通络止痛的基础上合用燥湿利湿、清热养阴之品，如狗脊、干姜、肉桂、桂枝等温阳药与黄柏、车前子、生薏仁、麦冬、黄芩等清热燥湿药配合使用，一则除湿中蕴热，一则佐制他药温燥之性，以防阴血耗伤，并结合妇女经期调治。

一诊方中柴胡、黄芩、青皮、陈皮疏肝理气；当归、白芍、赤芍和血活血；并用干姜、肉桂、茯苓、白术温补脾肾，一则以温助下元而利经行，一则益火暖土，利湿燥脾，利运化而促气血之生。患者自述服两剂汤药后，月经行有块，色红量多，且月经行第二天后腰背疼痛缓解。

二诊方重养血扶助脾肾。方中以清热利湿、通络止痛的四妙汤为基础，以赤芍、白芍养肝缓急，合以川断、金毛狗脊、杜仲强腰脊，温经通络，并甘草、干姜、肉桂温助脾肾。正如清代医家叶天士所言："新邪宜速散，宿邪宜缓攻，虚人久痹宜养肝肾气血。"

[赵岩松，陈嘉苹，许镫尹，等. 孔光一治疗强直性脊柱炎经验介绍. 北京中医药 2010；29（1）：21 –22]

伏邪发热治验

案1

患者，女，24岁。2009年6月8日初诊。

经行发热两月余。

两月多前经行前1周出现高热，服药效不佳，经净后热退。随后一次月经延期1周而至，且发高热，经行热退。现症：经行第三天，腹痛，有血块，经前高热39℃以上，腰酸，便软，苔白腻，脉弦。肛门出血，先血后便，断续3天。泌尿系感染反复发作，肘外侧有疹，夏天易发。

处方：

丹参20g	赤白芍10g	当归10g	黄芩10g
青陈皮各6g	川断10g	白术10g	牡丹皮5g
生艾叶5g	蒲公英10g	柴胡10g	甘草5g
炒山楂10g	炒山栀10g	麦门冬15g	神曲15g

7剂，水煎服，每日1剂。

6月16日复诊：经已净，便稀，两天一次，时腹痛欲便，便后痛止，2天未见便血，口腔溃疡3天，牙龈肿，纳可，汗少。舌尖红，有隐点，苔薄白。上方加木香3g，黄连3g，槐米10g。10剂。

6月30日复诊：腹痛除，口疮渐愈，便畅，食欲好转，近肘膝疹起，或夜间低热37.1℃，或鼻衄血量少，经将至，舌边尖红，有隐点，苔薄白。上方去丹参、蒲公英、木香、槐米、黄连，加藿香10g，板蓝根15g，龙胆草5g，菊花10g，牡丹皮加至10g。10剂。

7月6日经行，色红，块少，腹痛不显，未发热，便软，未出血，肘膝疹退。以上方为基础加减调治两月余，经期发热未再发作，经行期准，不痛，便血及泌尿系感染少发。

【按】素有便血、淋证、皮疹等下焦湿热、血分郁热之证，适值经前血海充盛沸溢之际，复感外邪，邪热与血热互结，虽因经行热退而余邪未尽，潜入血室，必待下次经行热势再发。治宜和血泄热，经后以养阴血、健脾胃、清利下焦为主，经前以活血行经、凉血泄热、解毒透热为主。分期施治，标本兼顾，伏邪得清，经行如常。

［刘文礼，严季澜．孔光一教授辨治伏邪发热临证经验．天津中医药 2010；27（2）：94-95］

案2

患者，男，53 岁，2008 年 9 月 1 日初诊。

主诉：高热起伏 7 个月。

现病史：2008 年 2 月发病，初发热不恶寒，后发高热时则恶寒战栗，虽屡经治疗，反复不愈。近来入暮热起，至夜时体温 39℃，汗出热解，左手腕尺侧胀痛，两踝热，关节痛，脚无汗，胃胀，嗳气，左咽红，高热前曾易发口疮，右脉弦大，苔薄黄腻。C 反应蛋白 1.47mg/L，类风湿因子（-），单核细胞 1.79×10^9/L，单纯疱疹病毒 +。西医诊断：发热待查。中医诊断：发热，证属邪伏募原，复感暑湿。治以透达募原，清暑解毒。

处方：

柴胡 10g	黄芩 10g	半夏 10g	知母 6g
草果 5g	槟榔 10g	厚朴 10g	赤芍 10g
玄参 15g	忍冬藤 30g	苍术 10g	黄柏 10g
生薏苡仁 20g	白花蛇舌草 20g	甘草 5g	

5 剂，水煎服，每日 1 剂。

2008 年 9 月 5 日二诊：服上药后，体温降至 37.2℃，胃胀除，尿黄减，便畅，仍乏力，食差，咽干，口渴不多饮，遗精，舌苔白微黄厚腻。上方加党参 6g，继服 4 剂。

2008 年 9 月 9 日三诊：上周遗精 2 次，午后发热或阴天时易发热，大便软，每日一行，咽干，口渴不欲饮，舌暗红，苔黄白厚腻。上方去白花蛇舌草、党参，厚朴减至 6g，黄柏加至 15g，加太子参 15g，陈皮 6g。7 剂。

2008 年 9 月 19 日四诊：间歇性低热，体温 37℃，下午热退，常于遗精后引发，唇角龈根溃疡，能食，矢气，脚无汗，腰畏冷，左尺弱，舌淡，苔薄黄。

处方：

柴胡 10g	赤芍 10g	黄芩 10g	半夏 10g
厚朴 10g	白豆蔻 6g^{后下}	甘草 5g	苍术 10g
黄柏 15g	麦冬 20g	玄参 15g	黄连 4g
太子参 15g	茯苓 15g	陈皮 6g	

7 剂，水煎服，每日 1 剂。

2008 年 10 月 10 日五诊：热已退，未再遗精，饮食如常，大便通畅。

【按】初感风寒，邪犯肺胃，施治不当，邪气继入募原，病势未张，入春阳气内动，又得外因引触，伏邪乃动，发热反复不愈。入夏复感暑湿，湿热蕴蒸，与既伏之邪相合而时发高热。治宜透达募原，清暑解毒，辅以清利湿热之品导热下行，方以柴胡达原饮为主加减。高热渐退，而发遗精，乃邪热渐离募原而移向下焦，热迫精溢之象。治以和解泄热利湿，清透渗利并用，因势利导，伏邪得祛而病痊愈。

［刘文礼. 孔光一教授从伏邪论治发热经验. 中医研究 2010；23（5）：63－65］

痞 证 治 验

患者，男，34 岁，2008 年 8 月 26 日初诊。

主诉：胃腹胀 2 年。

现病史：患者有多年饮酒习惯，几乎每次进餐时均饮酒，少则几两，多则成斤。2 年前开始自觉腹胀痞满，矢气稍舒。上月腹胀加重，伴右胁不适，于某院做腹部 B 超提示：纤维肝；脾大，厚 3.4cm，长 13.3cm。肝肾功能正常。血总胆固醇 5.02mmol/L。现症：腹胀痞满，矢气则减，小便黄，身体沉困乏力，右胁时有不适，咽不适，痰多色白；舌红，苔白厚腻，左脉较弦。

诊断：痞满（湿阻中焦，蕴郁化热）。

治法：辛开苦降，芳化湿热。

处方：

藿香 15g	半夏 15g	黄芩 15g	赤芍 15g
白术 15g	厚朴 15g	茯苓 20g	黄柏 20g
大腹皮 15g	陈皮 8g	茵陈 10g	郁金 15g
薏苡仁 30g	菊花 10g	连翘 15g	丹参 30g
白豆蔻 8g后下	甘草 5g		

7 剂。水煎服，每日 1 剂。

医嘱：禁饮酒，饮食宜清淡，忌食肥甘厚味。

2008 年 9 月 19 日二诊：服药期间脘腹胀满有减，停药后有所反复，偶有嗳气，咽舒，痰少，大便每日 1 次，质软，右腰不适，尿淡黄，舌红有减，苔腻转薄。前方加炒山楂 15g。15 剂。

2008 年 10 月 6 日三诊：苔腻渐化尽，脘腹胀满减轻，精神佳，能耐疲劳。前方去藿香、白豆蔻，加砂仁 8g（后下），党参 6g，苏梗 15g。15 剂。

【按】痞者，痞塞不通之谓；满者，胀满不行之谓。历代医家大致将痞满一证分为虚实二端：凡有邪有滞而痞者为实痞，无胀无痛而满者为虚痞。实痞、实满者宜散宜消，虚痞、虚满者非用温补不除。但在临床上痞满的发生往往是寒热虚实夹杂，因此根据病程发展的每个阶段合理用药，是治疗痞满的关键，而验察舌苔是辨证的重要手段。本案病人初诊时舌质红，舌苔白厚腻，是湿阻邪实的重要辨证依据。方用藿香正气散加减。该方出自《和剂局方》，但后世多有发挥，如载于《温病条辨》中的诸加减正气散，启示医者用本方时宜灵活变通，根据湿邪停留的部位施以不同的治法以祛邪外出。药用藿香、白豆蔻芳香化中焦之湿；半夏、陈皮、茯苓、白术理气健脾化痰；黄柏、薏苡仁利下焦之湿；厚朴、大腹皮行气消胀；茵陈、郁金解郁利湿；菊花、连翘、黄芩宣上清热；因久病入络，故加赤芍、丹参以和血通络；甘草和中，兼调和诸药。

二诊湿热渐退，但仍偶发腹胀，故加炒山楂加强消食之功。三诊湿邪将尽，故去温燥之藿香、白豆蔻，加入砂仁、党参成香砂六君子汤，取理气健脾化湿之用，加苏梗理气宽中。另外，痞满一病多虚实夹杂，而湿邪致病之人多见肢沉、困乏等犹似虚弱之症，若医者未能细心问诊察舌，一见疲乏即妄投温补，则犯实实之戒。此外芳香之品大多温燥，不宜久用，应湿退即撤，过用则伤津。湿邪退尽之后应少加补气健脾之品，健运脾胃，则湿邪难再滋生。

[容志航，严季澜，李柳骥. 孔光一应用辛开苦降法治疗脾胃病理论探析. 北京中医药 2011；30（1）：17 – 18]

肺热咳嗽治验 3 则

案 1

李某，男，12 岁，2009 年 1 月 13 日初诊。

患者 1 周前着凉后咳嗽，2 天前开始发热。刻下症见：咳嗽频作，痰色黄白相间，易咳出，体温 37.2℃，咽红，食欲下降，大便干，脉浮滑，舌尖红，苔薄白。患儿平素嗜肉。治以清宣肺热，化痰止咳。

处方：

前胡 10g	桔梗 10g	僵蚕 10g	黄芩 10g
半夏 10g	麦冬 15g	苏子 5g	陈皮 6g
苏梗 5g	金银花 10g	连翘 15g	赤芍 10g
玄参 15g	生甘草 5g	牛蒡子 6g	川贝母 5g

5 剂，水煎服，每日 1 剂。

二诊：服上药，咳嗽次数减少，体温恢复正常，食欲渐佳，食后见嗳气，大便仍干，故加莱菔子 6g 和中下气。用药 5 剂上述症状皆愈。

【按】本类型的咳嗽主要因寒温不慎，外感风热或风寒入里化热而致。临床见咳痰色白质稀，量不多，咽痒咽红肿痛，或伴恶寒发热，或但热不寒，脉浮数，舌边尖红，舌苔薄白或薄黄。本型多见于体内素有积热之人，尤以小儿多见，相当于急性上呼吸道感染、急慢性气管－支气管炎、普通感冒、流行性感冒初期、急慢性咽炎等疾病属上焦风热者，孔老常以前胡、桔梗、浙贝母、甘草、连翘、陈皮、麦冬、牛蒡子等为基础方临证加减治疗。前胡、桔梗宣肃止咳；配陈皮理气燥湿，入肺脾而宣壅；加贝母、麦冬清肺中火痰；加连翘清上焦风热；甘草生用，配桔梗、牛蒡子治咽喉不利。此八味共奏清宣上焦、化痰理气之功效。因常见患者咽喉红肿疼痛，故孔老加入僵蚕、黄芩、赤芍、玄参清热散结，凉血止痛。全方轻清上扬，正如吴鞠通所谓"治上焦如羽，非轻不举"。

若久咳或反复咳嗽者，以川贝母易浙贝母，用量可减半，亦常加入百部，因其"润而不燥，且能开泄降气……尤为久咳、虚咳必需良药"，或加入北沙参清养肺气，托邪外出；伴恶寒发热，加入金银花、荆芥穗、板蓝根疏风解表；鼻塞流涕，可加入白芷、薄荷祛风胜湿；鼻衄者，加入白茅根清热凉血；咽后壁淋巴滤泡增生或颌下淋巴结肿大，加牛蒡子、板蓝根清咽、解毒、散结；肺经起于中焦，环行胃口，邪犯肺脏，累及脾胃，见纳谷不馨、大便不调，陈皮易为苏梗，再加茯苓、白术，肺脾同治，此时若咳甚则呕吐，苏子与苏梗同用，再加莱菔子增强下气之功。本案患儿素有食积，郁而化热，感寒后寒易化热，孔老祛风清热化痰治疗咳嗽的同时调畅肠胃气机，意在使积滞渐化，热无所依。

案2

雷某，男，48岁，2009年2月17日初诊。

患者吸烟二十余年，常咳黄痰，有慢性胃炎病史。近期感冒后，自服抗生素效果欠佳，求中医药治疗。刻下症见：咽痒，咳嗽声音重浊，痰黄黏稠，咯吐不利，胃痛伴反酸烧心，大便黏而不畅，舌尖红，苔黄厚腻，脉弦滑。治以清肺化痰，理气和胃。

处方：

菊花 10g　　连翘 10g　　赤芍 10g　　黄芩 10g

苏子 6g　　　苏梗 6g　　　陈皮 6g　　　半夏 10g

麦冬 15g　　茯苓 15g　　白术 10g　　厚朴 10g

黄柏 15g　　神曲 15g　　郁金 10g

7 剂，水煎服，每日 1 剂。

用上药 7 剂后咳嗽缓解，咳痰畅，胃仍反酸，舌尖红，苔薄黄，脉弦滑，乃于上方中加前胡 10g，竹茹 5g。又进 7 剂，反酸减轻，偶觉烧心，咳嗽咳痰已止，乃更方继续治疗胃病。

【按】脾为生痰之源，肺为贮痰之器。脾失健运，津液停聚生痰，复感外邪可致本病；或因治疗咳嗽过用抗生素，寒凉伤脾而成。可见咳嗽声重，咳痰量多质黏，胸闷，纳差腹胀，便溏而臭或便秘，舌红苔黄腻，脉滑数或弦数。多见于急慢性气管－支气管炎后期、支气管扩张急性发作、胃－食道反流性疾病、病毒性肺炎等疾病属痰热蕴肺者。孔老常以前胡、桔梗、连翘、半夏、茯苓、陈皮、麦冬等为基础方临证加减治疗。取连翘、菊花、桔梗、前胡等清宣上焦；二陈汤之用如丹溪所言："治痰法，实脾土，燥脾湿，是其治也。"故取"二陈治痰要药"，从肺脾论治。方中半夏、麦冬同用，此为孔老常用药对。一则麦冬配半夏，如《本草蒙筌》所言："麦冬兼行手少阴，每每清心降火，使肺不犯于贼邪，故止咳立效。""半夏唯能治痰之标。"两者均为治痰之剂；二则取法麦门冬汤之意，即取其降气清火、止逆下气之用。整个基础方寒热并用，润燥互调，真中正之道也。若伴发热，多加金银花、荆芥穗、板蓝根清热解毒；痰壅气促，喘息难卧，加入莱菔子，重用厚朴降气化痰；痰黄黏稠或成块难咯，加瓜蒌、贝母化痰生津；若消化道症状明显，恶心呕吐，胸骨后灼热不适，便溏黏腻，便下不爽，加入枇杷叶、黄连、砂仁，或合入平胃散，清化肠胃湿热；热结肠腑，便秘难下，则加炒山栀通利三焦，配厚朴通腑下气，使腑气通顺，邪有出路。对于本案患者痰热久蕴之体，清热药不可过于寒凉，以防其戕害脾阳，复生痰浊。孔老在此遣方寒温并用，中上并调，相互为用。

案3

刘某，女，44岁，2009年1月28日初诊。

经期反复感冒年余，服抗生素和自购之中成药，效果不佳。4天前又感冒。刻下症见：发热畏寒，体温38℃，咽痛，咳嗽阵发，痰少色白，纳谷不馨，大便干燥，小便黄热，两胁不适，自觉有气窜痛，经前乳房胀痛，急躁易怒，现经行第二天，月经不畅，有血块，舌边红，苔薄黄，脉浮弦。治以疏肝理气，清热化痰。

处方：

前胡 10g	柴胡 10g	赤芍 10g	白芍 10g
黄芩 10g	半夏 10g	青皮 6g	陈皮 6g
桔梗 10g	僵蚕 10g	连翘 15g	荆芥穗 6g
金银花 10g	牛蒡子 6g	苏子 5g	苏梗 5g
麦冬 15g	炒山栀 10g	神曲 15g	桂枝 6g
甘草 5g	车前子 10g^{包煎}		

7剂，水煎服，每日1剂。

二诊：用上药4剂后热退，咳嗽缓解，余症仍在，守上方，加龙胆草6g，白术10g。4剂。

三诊：感冒愈，乃以月经不调继续治疗。

【按】足厥阴肝经注肺中，肝气升于左，肺气降于右，两脏升降相因。脏气调和，则人体气血升降有序；若一脏气机失常，也可累及它脏。本型以阵发性咳嗽、咳痰色白量少、两胁饱胀、性急易怒、舌边尖红、苔薄白、左脉弦等为特点。女性随行经反复发作，有慢性病的患者并发咳嗽，以及药物（如ACEI类药物卡托普利、利尿剂、抗过敏药等）所引起的咳嗽，表现为肝肺郁热者可参照本法治疗。

本型孔老常以前胡、柴胡、赤芍、白芍、青皮、陈皮、茯苓、白术、砂仁等为基础方进行加减治疗。久咳难愈，常加入紫菀、太子参之类，加强止咳化痰与益气养阴之功；若风热循肝经上攻头面，头晕、耳鸣者，加入夏枯草、天麻、菊花、黄芩等清肝热，息肝风；心烦多梦者，加入郁金、炒山栀、莲子心；肝胆经湿热下注，尿黄，带下黄稠者，酌加龙胆草、车前子、黄柏；若妇女经行乳房胀痛，急躁易怒，加入夏枯草、郁金、僵蚕解郁散结。肝经环阴器抵少腹，肝气条达有助于行经通畅，此案患者月经不调且经期易患咳嗽，乃肝失条达影响肺之宣肃，治疗应以疏肝调经与宣肺祛痰并重，方用逍遥散合治咳之品，治咳不碍调经，两善其功。

［刘蕊洁，陈洁琼，赵岩松．孔光一教授治疗肺热咳嗽验案举隅．北京中医药大学学报（中医临床版）2010；17（4）：19－20］

刘景源教授医案

刘景源（1943－），男，北京中医药大学基础医学院中医临床基础系教授，中医临床基础学科温病学专业研究生导师，中医"四大经典"国家级教学团队高级指导教师。

麻杏芩龙汤合半夏泻心汤加减
治疗咳喘、口腔溃疡

姚某，男，57岁。2009年6月20日初诊。

咳喘、口腔溃疡1年余。

患者自述吸烟史40余年，素有"哮喘"史，发作时以夜间为甚。戒烟1年来，咳喘反复发作，咯吐黄痰，口腔溃疡见于唇、颊内及舌面、舌边，彼伏此起，久治不愈。诊其脉滑数，舌红苔白腐，伴舌面溃疡。

证属肺热脾湿为标，气阴两伤为本。治当以清肺健脾为先，方用麻杏芩龙汤合半夏泻心汤加减。

处方：

麻黄6g	杏仁10g	黄芩10g	地龙15g
款冬花15g	紫菀15g	桑白皮15g	黄连6g
清半夏12g	生炙甘草各15g	党参15g	干姜10g

7剂。水煎，每服200ml，每日3次，饭后服。服药期间忌辛辣、甜、腻食物。

2009年6月27日二诊：服前方5剂后咳喘即止，口腔溃疡已愈，共服7剂后再次来诊。自述仅口干，鼻塞，入夜较甚，诊其脉滑，舌苔薄白。

证属肺热脾湿已除，但气阴未复，肺气失宣。治当补益气阴，宣肺通窍，方用生脉散合麻杏芩龙汤加减以收其功。

处方：

太子参 15g	麦冬 10g	五味子 6g^打	炙麻黄 6g
杏仁 10g	黄芩 10g	地龙 15g	细辛 2g
白芷 10g	茯苓 30g	生白术 15g	生炒苡仁各30g

7剂。水煎，每服200ml，每日3次，饭后服。服药期间忌辛辣、甜、腻食物。

【按】患者吸烟史已40年之久，其肺脏长期被烟雾燥热熏灼，故燥热盛而气阴伤，以致久患咳喘，治不能愈。虽已戒烟1年，但肺热未除，阴伤未复，故咳喘不止，咯吐黄痰。子病犯母，脾不健运，湿浊内生，郁而化热，湿热熏蒸蕴毒，腐败肌肉，再加脾气虚不能主肌肉，故口腔溃疡反复发作。肺蕴痰热则脉滑而数，脾湿弥漫则见舌苔白腐伴舌面溃疡。

初诊方以麻杏芩龙汤合半夏泻心汤寒热并用，肺脾并治。麻杏芩龙汤由麻黄、杏仁、黄芩、地龙四药组成，共奏清宣肺热、止咳化痰、降气平喘之功。款冬花与紫菀辛微苦而性温，有润肺止咳化痰之功，为治咳之要药，配桑白皮之甘寒，泻肺止咳平喘。脾被湿困非温不解，湿邪内盛非温不化，故方中用辛温之清半夏以燥湿化浊，干姜振脾阳以解脾之困。黄芩、黄连苦寒燥湿，清解蕴热。半夏、干姜配黄芩、黄连辛开苦降，既燥湿降浊，宣畅气机，又止咳平喘。其口腔溃疡既因于湿热蕴毒以致肌肉腐败，又因于脾气虚不能主肌肉，方中生甘草清热解毒，炙甘草补中益气，二者并用以促口腔溃疡愈合，但用量宜大，其效方著。党参与炙甘草相配补脾气以生肌肉，肌肉生则溃疡自愈。方中诸药配伍，平调寒热，斡旋升降，清解肺热，燥化脾湿，两解肺脾之邪。

患者病已日久，虽以肺脾气阴之虚为本，但见证以肺热脾湿为著，虚象不显，故初诊先祛邪以治其标，俟其邪退之后再拟补益扶正治本之方。

二诊咳喘与口腔溃疡均已获愈，可知肺热脾湿已解，邪气已除。其见口干是气阴两亏，气不布津之象。鼻窍阻塞是气阴不足，肺气失宣所致。治疗当从补益气阴，宣肺通窍入手。方中以生脉散（太子参、麦冬、五味子）补气阴而益脾肺。用太子参而不用人参、党参者，以太子参补气与生津二者均优也。茯苓、白术、生苡仁健脾益气，培土生金。炒苡仁焦香醒脾，以振奋脾气。肺开窍于鼻，用麻杏苓龙汤宣降肺气以开鼻窍，因其邪气已去，故方中改生麻黄为炙麻黄，再佐细辛、白芷之辛窜以增通窍之功。

7月4日患者应复诊而未再来复诊，电话询其药后情况，告知病已痊愈。

宋乃光教授医案

宋乃光（1945－），女，北京中医药大学基础医学院中医临床基础系教授，中医临床基础学科温病学专业博士研究生导师，曾任中医临床基础系副主任，中医"四大经典"教学团队《温病学》课程首席教授。

胃脘痛治验

杜某，女，61岁。初诊日期：2009年3月6日。

反复胃痛、胃胀3年余。

反复胃痛、胃胀 3 年余，夜间及饭后多发，伴胃热、呃逆。2008 年 11 月行胃镜检查，结果示慢性浅表性胃炎、慢性食道炎、十二指肠球炎，后一直服用西药治疗。曾有黑便史。现大便干，每 6～7 日一行，眠尚佳。脉细弦而数，苔黄黏。法宜调和肝胃，清热化痰，理气除满止痛，方拟旋覆代赭汤合黄连温胆汤加减。

处方：

沙参 30g	白花蛇草 15g	炒川楝 8g	元胡 10g
生赭石 15g	瓜蒌 20g	枳实 15g	半夏 10g
郁金 10g	佛手 10g	九香虫 6g	天麦冬各15g
炒内金 10g	生麦芽 30g	黄连 10g	生姜 10g
败酱草 30g	木香 6g		

10 剂。水煎服，每次 150ml，每日两次。

二诊：服前方后夜间及饭后胃痛、胃胀明显减轻，大便次数增加到每 2 日一行，偶有头晕、腰痛。脉细弦，黄黏之苔已退，转见白苔。法宜疏肝理气，健脾和胃。方拟柴胡疏肝散合半夏泻心汤加减。

处方：

党参 20g	石斛 10g	蒲公英 30g	柴胡 10g
生赭石 15g	干姜 6g	黄连 6g	生炒麦芽各15g
白芍 12g	枳实 10g	木香 10g	竹叶 10g
炒川楝子 10g	半夏 10g	麦冬 15g	川断 10g
钩藤 12g			

10 剂。煎服法同上。

三诊：服前方后诸症均减，食便亦可。唯觉口干，近来因劳累睡眠不佳，诊其脉细而无力。上方加沙参 30g，沙苑子

15g。再未来诊。

【按】慢性胃炎属中医痞满、胃脘痛范畴，是一种常见的消化系统疾病。多由饮食不节、寒温失宜、情绪变化激烈等因素引起。其发病缓慢，病程较长，以上腹部闷胀、疼痛或灼热为主，常导致精神问题。

初诊之方，黄连、枳实、半夏、生姜为清代陆廷珍所著《六因条辨》中黄连温胆汤之主药，清除痰热，降逆和胃，消积除痞；炒川楝、元胡为金铃子散，疏肝泄热止痛；郁金、佛手、九香虫、木香调达肝气，顺降胃气，安和脾胃；白花蛇舌草、败酱草清热解毒，活瘀止痛；麦芽、内金健脾消食，沙参、天麦冬养阴益胃生津。

二诊时胃痛、胃胀明显改善，黄黏苔已退，转而疏肝理气，健脾和胃，故以柴胡剂合半夏泻心汤并加养阴清热为治。所配之石斛、麦冬养胃阴；蒲公英、竹叶清胃热而保阴津；木香、炒川楝、赭石、钩藤疏肝解郁，缓急止痛；生炒麦芽开胃进食；川断一味，配入大队治胃调肝药中，实有护下而治中之意。三诊患者诸症均减，唯觉口干，故加沙参、沙苑子，上中下兼护以善后。

慢性胃炎属于中医学心下痞范畴，多有虚实夹杂、寒热错杂之证。虚为胃气阴两虚，甚则肾阴虚，实为痰、食、瘀、气、毒停滞；寒为中阳不足，推动无力；热为痰食瘀郁而化火，灼阴津。治疗当虚实兼顾，寒热并治。

泻心汤、旋覆代赭汤、小柴胡汤、温胆汤、柴胡疏肝散等是治疗心下痞最常用之剂，也是最有效之剂，但需针对其寒、热、虚、实加减化裁：寒者姜、附；热者芩、连、蒲公英、竹叶；虚者参、术益气或石斛、麦冬养阴；化痰夏、陈、蒌、竹茹，理气郁金、佛手、木香、川楝、枳实，祛毒白花蛇草、败酱草，活瘀九香虫、元胡、三棱、莪术等。而二诊、三诊方中用川断、沙苑子，寓有扶下以保中之意，往往在病情稳后用。

顽 咳 治 验

胡某，女，14 岁。

患者 3 个月前开始咳嗽，初有发热，中日友好医院诊为肺炎，使用抗生素治疗后热退，仍咳嗽时作，缠绵难愈。证见干咳少痰，纳少，乏力困倦，伴有胃酸，时有腹泻，苔白厚，脉细弦。证属咳嗽日久，肺脾气虚，治以益气化痰，宣肺止咳。

处方：

藿香 10g	紫苏子 6g	紫苏梗 6g	前胡 10g
防风 10g	桔梗 10g	蝉蜕 6g	枳壳 10g
茯苓 10g	白术 10g	厚朴 8g	炒薏苡仁 15g
半夏 10g	黄连 5g	吴茱萸 4g	焦山楂 10g
焦神曲 10g	焦麦芽 10g	麦冬 15g	沙参 15g
甘草 5g			

7 剂，水煎服，每日 1 剂。1 周后咳嗽止。

【按】患儿脾气素虚，感受外邪后，卫表不固，邪气留恋，缠绵不愈。治以宣降肺气以止咳，健脾化痰消积而和脾胃。方中以前胡、桔梗宣肺气，紫苏子降肺气，藿香、紫苏梗、防风解表邪，诸"风药"质轻而直达上焦，宣降肺气而止咳；茯苓、白术、炒薏苡仁健脾止泻，枳壳、厚朴行气化湿，半夏、黄连、吴茱萸辛开苦降以复脾胃升降，脾气得健，脾运得行，痰湿得化，脾实则肺旺，脾运则肺不受痰；热病日久，佐以麦冬、沙参养肺阴，焦山楂、神曲、麦芽消积化痰。诸药相合，脾肺同治，三月之顽咳7剂得解。

[郑钟英，许愿，宋乃光.宋乃光教授治疗顽咳经验.吉林中医药 2009；29（7）：566－567]

久 热 治 验

张某，女，60岁，2006年12月11日初诊。

患者6个月前患发热，体温39℃左右，且皮疹外发，瘙痒异常，在某西医院诊为副伤寒、嗜酸性粒细胞性皮炎。两次住院，皆以皮质类固醇治疗后缓解，但出院不久发热又起，皮疹亦起。此次来诊发热已1周，曾用抗生素治疗，效果不显。诊见精神不振，面色偏红，体温39.5℃，伴有斑丘疹样皮损，以手臂较多，瘙痒，口渴，咽红，心烦闷，少眠，尿色黄，舌四周鲜红，中部覆以白黄苔，不厚，脉弦数。证属温病气营两燔证，治以气营两清，方选加减玉女煎与化斑汤合方化裁。

处方：

生石膏30g^{先煎}	金银花20g	玄参15g	生地黄15g
水牛角丝20g	牡丹皮10g	赤芍15g	淡豆豉10g
连翘15g	竹叶10g	薄荷8g	麦冬15g
丹参15g	石斛10g	大青叶15	牛蒡子10g

5剂，水煎服，3日服完。

二诊：服上方2剂后热大减，体温在37.5℃～38.2℃之间，午后最高达38.2℃，降温期间微有汗出，皮疹颜色变淡，瘙痒减。但服至第四、第五剂后体温无明显下降，午后仍在38℃上下。诊见其精神萎靡，少食甚则拒食，并述胃脘不适，大便少而不畅。宋师调整祛邪药，加入调和营卫、和胃疏肝药。

处方：

| 南北沙参各20g | 桑叶10g | 竹叶10g | 生石膏20g^{先煎} |

南北沙参各20g　　桑叶10g　　竹叶10g　　生石膏20g^{先煎}

半夏10g　　　　麦冬15g　　柴胡10g　　郁金10g

黄芩10g　　　　枳壳10g　　炙甘草6g　　牡丹皮10g

玄参15g　　　　竹茹10g　　淡豆豉10g　炒山栀子10g

5剂，水煎服，3日服完。

三诊：药后饮食恢复如常，体温平时多在37℃左右，但午后仍偏高，下午来诊时测其体温为37.5℃。皮疹少有新发，仍晚间瘙痒，舌之红色明显减淡，脉数亦减。但夜眠不安，心烦转侧，足心热，皮肤瘙痒。宋师治以清营养阴，泄热通络，方以清营汤为主化裁。

处方：

水牛角丝15g　　生地黄15g　　麦冬10g　　玄参15g

牡丹皮10g　　　金银花15g　　连翘10g　　竹叶10g

蝉蜕6g　　　　炒山栀子10g　赤芍10g　　莲心10g

大青叶15g　　　神曲15g

5剂，水煎服，每日1剂。

四诊：5天后来诊，热退，皮肤瘙痒减，亦无新疹外发。予竹叶石膏汤与玉女煎合方化裁，10剂，未再求诊。

【按】本例患者诊前已发高热多次，初来诊时高热达39.5℃，且有皮疹外发，当属温病无疑，辨为气营同病证，治后有效验，由高热降为中到低热之间，但精神状态和饮食都不佳。宋师考虑到患者受疾病折磨多日，当有肝失条达而邪热内郁的因素，在二诊中加入疏肝解郁和脾胃之品，使病情有明显转机，说明温病的治疗中也可照顾到内在脏腑不调的问题。三诊来时已为低热，一般认为，低热已属阴虚，当以养阴为主，但宋师认为，本病得之于温邪的侵袭，虽热势大减，阴液已伤，但病期已长，皮疹外现，仍有外邪的存在，当祛邪与扶正兼顾。选用清营汤治疗最为适合，且方中生地黄、牡丹皮、大青叶、玄参四药正合《温病条辨·上焦篇》第十六条治太阴温病发疹的银翘散加减方中所加的四味药，可见欲用好古人方，当先识准证候。

[李相玉．宋乃光教授治久热验案．吉林中医药 2009；29（4）：318－319]

谷晓红教授医案

谷晓红（1962－），女，医学博士，北京中医药大学基础医学院中医临床基础系教授，中医临床基础学科温病学专业博士研究生导师，北京中医药大学党委副书记，中医"四大经典"教学团队《温病学》课程组主讲教授。

达原饮合三仁汤加减治疗无名热

常某，男，62 岁，1998 年 10 月就诊。

主诉：发热 1 月余。

现病史：患者两月前去海南岛休假，回京半月后无明显原因开始高烧不已，时有恶寒，经西医检查血常规基本正常，予对症治疗，热退汗出，复而继热，时有恶寒，由于患者素有心脏病，因高烧又导致心脏病加重，换用一种抗心律失常药物以后，恶寒消失，但高热难耐，并周身突发猩红色斑疹，夜间痒甚，西医诊断为"过敏性药疹"，但抗过敏药物无效。伴时有汗出，咳吐稠痰，脘腹胀满，不思饮食，大便数日不下，口苦尿黄，舌红绛，苔黄厚腻，脉滑数。

中医诊断：伏暑。

辨证分析：夏感海南之暑湿，伏藏于北京秋发，暑热内迫营血，湿邪阻于气分，湿热胶结，三焦失利。

治法：先以疏利三焦，清化湿热为法。方拟达原饮合三仁汤加减。

处方：

半夏 10g	厚朴 10g	陈腹皮各10g	槟榔 10g
草果 6g	黄芩 10g	知母 10g	杏仁 10g
白蔻仁 10g	生苡仁 15g	连翘 10g	青蒿 10g
芦茅根各20g			

4 剂，水煎服，每隔 4 小时服 1 次。

二诊：药后热未退，斑疹仍现，但脘腹胀减，食欲转佳，大便已下，但黏而不爽，舌苔薄。气分湿热渐化，营血热尚未清透。当增加凉血清热之品，故前方去陈腹皮、草果、白蔻仁、青蒿，加丹皮 10g，紫草 10g，僵蚕 15g，蝉衣 10g。6 剂，煎服法同前。

三诊：3 剂药后热减（38℃），斑疹大部分消减，继续服药，热退汗出而畅，口苦减轻，咳嗽如常，舌红苔薄腻，脉滑。稍加化痰利咽止咳之品，上方加用贝母 10g，桔梗 10g，瓜蒌 15g。6 剂，水煎服，每日 1 剂，早晚分服。

四诊：复感发热（T 38.2℃），咳嗽，胸闷，大便干，尿黄，舌红，苔薄黄腻，脉浮数。证属肺胃郁热夹湿。治以宣肺清胃，芳香化湿。

处方：

藿香 10g	苏叶梗各 10g	佩兰 10g	陈皮 10g
厚朴 10g	桑叶皮各10g	牛蒡子 10g	僵蚕 10g
杏仁 10g	连翘 10g	芦根 15g	薄荷 10g

5剂，煎服法同前。随访病愈如常人。

【按】吴鞠通《温病条辨》说："长夏受暑，过夏而发者，名曰伏暑。"伏暑的发病根据正邪强弱的不同，有不病、即病、邪气隐伏过时而发三种可能。如人体正气盛，而邪气致病力不强，可不为外邪所干，则不发病；如邪盛正虚，或正盛邪实，均可感邪而发病；如邪气较微，而正气亦虚，邪微不足以致害，正虚不足以抗邪外出，邪气即伏藏于内，不出现病状，多不被察觉，但随着时日的迁延，病邪不断耗伤正气，正邪双方逐渐发生变化，至秋冬复感时令之邪触动而发病。患者两月前去海南岛休假，感受海南之暑湿，病邪不著，又由于年高体弱，伏藏于体内，至秋而发，从患者高热、周身斑疹、夜间痒甚、咳吐稠痰、脘痞、纳呆、便秘、口苦尿黄、舌红绛、苔黄厚腻、脉滑数可知，本案为暑热内迫营血，湿邪阻于气分，湿热胶结，三焦失利。

初诊之方厚朴、槟榔、草果辛烈温燥，疏利透达湿浊；杏仁、白蔻仁、生苡仁分消三焦湿邪；半夏、陈腹皮芳香理气，化湿除秽；黄芩、知母、连翘、青蒿、芦茅根除湿中蕴热。

二诊药后脘腹胀减，食欲转佳，大便已下但黏而不爽，热未退，斑疹仍现。提示气分湿热渐化，营血热尚未清透，当增加凉血清热之品，故前方去陈腹皮、草果、白蔻仁、青蒿，加丹皮、紫草清血分邪热，僵蚕、蝉衣疏风清热透疹。三诊药后热减，斑疹大部分消减，提示营血分热邪消退。

四诊复感，出现发热（T 38.2℃）、咳嗽、胸闷、大便干、尿黄等肺胃郁热夹湿之证。此为感受湿热之邪的特点，湿热缠绵，容易反复，随证治之。当治以雷氏芳香化浊法合桑菊饮加减，以宣肺清胃，芳香化湿。

总之，湿在气分，热伏血分，气血同病，当先疏利气分，清热化湿，内伏湿热除尽，营血分热方可得以清化、透达。

李刘坤教授医案

李刘坤（1951 -），男，北京中医药大学基础医学院中医临床基础系教授，中医临床基础学科温病学专业研究生导师，中医"四大经典"国家级教学团队《温病学》课程组主讲教授。

腹泻咽痛案

赵某，男，48 岁。2001 年 3 月 2 日就诊。

主诉：大便泄泻，咽喉肿痛，反复发作，十余年不愈。

现病史：患者十余年来，经常大便泄泻，咽喉肿痛，反复发作，时轻时重。西医虽明确诊断为慢性溃疡性结肠炎、慢性扁桃体炎，但治疗却见效甚微。中医则时而清热解毒利咽，时而健脾止泻。然清热解毒利咽，多用牛黄解毒丸、栀子金花丸、三黄片、清咽润喉丸等，用后虽咽喉肿痛稍缓，而大便泄泻更甚；健脾止泻，多用人参健脾丸、参苓白术散、补中益气丸等，用后不仅大便泄泻不止，而且咽喉肿痛更增。故患者几乎对治疗失去信心。近1周来，病情加重，大便泄泻频繁，尤其是咽喉肿痛，影响吞咽，故不得已特来就诊。

观其体态丰满，面色褐红，颈部臃肿，咽部红肿较甚。询其平素胃口颇佳，食量较大，每日肥甘厚味，进食大量肉食、水果及辛辣刺激之物，且嗜好烟酒。经常大便溏泄，但体重不减反增。近1周来，虽气候大温，但患者还连吃三次涮羊肉、二次狗肉。食后则病情骤增，上有咽喉肿痛，影响进食，下有脘腹痞满，大便溏滞不爽，一日五六次，甚则十余次，欲便则先有腹痛，便后则腹痛缓解，便色深黄，臭秽难闻，伴肛门灼热。舌红胖，苔黄厚垢腻，脉象滑数有力。此为湿热积滞，交阻肠道，蕴毒而上壅咽喉，治宜清热祛湿、解毒利咽、导滞通腑，上下同治。方拟银翘马勃散合枳实导滞汤加减。

处方：

　　　银花15g　　连翘15g　　马勃6g^包　　射干10g

　　　枳实10g　　厚朴6g　　酒大黄4g　　焦三仙各10g

　　　黄芩10g　　滑石18g^包　桔梗10g　　生甘草3g

3剂，每日1剂，水煎，分早、午、晚、夜四次空腹服用。并嘱其饮食清淡，减少食量。

二诊：服前方3剂，咽喉肿痛及腹胀腹痛大减，昨日大便次数减为三四次，臭味也减，但仍不爽。舌红胖，苔黄而略厚腻，脉象滑而略数。此为咽喉蕴毒大减，肠腑湿热积滞仍多，治以清利湿热、导滞通腑为主，佐以解毒利咽。

处方：

枳实 10g	厚朴 8g	酒大黄 3g	焦三仙各10g
黄芩 8g	滑石 18g^包	银花 10g	连翘 10g
桔梗 6g	生甘草 3g		

4 剂，每日 1 剂，水煎，分早、午、晚三次空腹服用。饮食宜忌同前。

三诊：服上药 4 剂后，咽喉疼痛消失，大便减为每日二三次，仍溏而欠爽，舌淡红而略胖，苔白而略厚腻，脉滑。此为肠道湿重热轻，阻滞气机，治宜理气化湿为主，佐以清热燥湿。

处方：

枳实 10g	厚朴 8g	焦槟榔 5g	焦三仙各10g
炒黄芩 6g	生薏苡 30g	茯苓 10g	炒苍术 6g
陈皮 6g			

7 剂，每日 1 剂，水煎，分早、午、晚三次空腹服用。

四诊：药后大便成形而通畅，每日一二次，舌淡红，苔薄白，脉滑。肠腑湿热积滞已除，前方去黄芩、槟榔，再服 7 剂，以巩固疗效。

【按】本例患者经常大便泄泻，咽喉肿痛，本为肠道湿热积滞，蕴毒上壅所致，然以往诊治，见咽喉肿痛，则认为是肺胃热毒壅盛，用牛黄解毒丸、栀子金花丸、三黄片、清咽润喉丸等，苦寒清热解毒，甘寒滋阴降火，用后热毒暂减，故咽痛稍缓。但大苦大寒，易遏脾胃阳气，甘寒滋阴，易增脾胃湿热，故用后腹泻更甚。见大便泄泻，经久不愈，则认为是脾胃虚弱，用人参健脾丸、参苓白术散、补中益气丸等，以期健脾止泻，然此类药物多甘温壅补，不仅不利于湿热去除，反而易助热动湿，加重病情，故用后不唯腹泻不止，而且咽喉肿痛更增。

那么，患者经常腹泻，反复发作，十余年不愈，何以诊断为肠道湿热积滞之实证，而非脾虚泄泻之虚证呢？这是需要弄清的首要问题。我们知道，中医辨别病证之虚实，自古即强调以脉舌色症等临床表现为依据，而病程的长短，仅供辨证参考。所谓"新病多实，久病多虚"，只是相对而言，绝不可一见病程日久，就不顾脉舌色症的具体情况，一概诊断为虚证。

一般来说，脾虚泄泻之证，除具有病程日久特点外，往往还伴有面色萎黄、形体日渐消瘦、舌淡而有齿痕、苔白、脉沉无力等症。其泄泻的特点是，大便稀溏而无滞涩及肛门灼热之感，一般不伴腹痛，大便臭味不甚。而本例患者，虽泄泻日久，十余年不愈，但其体态丰满，体重不减反增，且面色褐红，舌红胖，苔黄厚垢腻，脉象滑数有力。其泄泻特点是，大便溏滞不爽，臭秽难闻，肛门灼热，欲便则先有腹痛，便后则腹痛缓解。纵观其脉舌色症，显然不是脾虚泄泻之虚证，而是湿热积滞，交阻肠道，湿热并重之实证。

治疗肠道湿热积滞之实证，当然不可温补脾胃，涩肠止泻，以免壅阻气机，更加助热增湿，而单纯清热祛湿，不及时去除肠腑积滞，也往往难以奏效，故清热祛湿与导滞通腑并用，方为恰当之法。此法也即"通因通用"之法，用之得当，取效极佳。

另外，本患者不仅因湿热积滞交阻肠道而致大便溏滞不爽，而且还因湿热蕴毒上壅咽喉，而致咽喉肿痛。上下同病，治疗须兼顾上下，不宜单治一边。且清解咽喉湿热邪毒，须用轻清宣透之品，不可过用苦寒，更不宜用滋阴降火之品，以免助湿恋邪，使病深难解。

本案初诊，正是基于上述辨证、治法及治疗禁忌等思考，特选了轻清开上的《温病条辨》银翘马勃散与清热祛湿、导滞通腑的《通俗伤寒论》枳实导滞汤配合，加减治疗。方中以银花、连翘、马勃、射干、桔梗、甘草，轻清达上，透化湿热，解毒利咽；枳实、厚朴、熟大黄、焦三仙、黄芩、滑石，清利湿热，理气消食，导滞通腑，使湿热积滞从下而解。诸药合力，分消湿热，透邪解毒，导滞通腑，上下同治，故取效甚佳，服药3剂，则咽喉肿痛及腹胀腹痛大减，大便也减为一日三四次。

二诊因咽喉蕴毒大减，肠腑湿热积滞仍多，治宜清利湿热、导滞通腑为主，解毒利咽为辅，故前方去马勃、射干，减银花、连翘、桔梗等药用量，余药基本同前。三诊因咽喉蕴毒已除，仅存肠道湿热积滞之证，且湿重热轻，治宜理气化湿为主，佐以清热燥湿，消食导滞，故去苦寒攻下之大黄，而清热燥湿之黄芩改为炒用，并减少用量，以免寒凉太过，损伤脾胃阳气；加焦槟榔消食导滞，生苡仁、茯苓、炒苍术、陈皮理气化湿。四诊见大便成形而通畅，肠腑湿热积滞已除，故去苦寒清热之黄芩、消食导滞之槟榔，仅用理气健脾、消食和胃之品，以巩固疗效。

总之，本案诊治要点，首先在于不可一见泄泻日久即认为是脾虚泄泻而用健脾止泻之法，一见咽喉肿痛即认为是肺胃热毒而重用苦寒清热、滋阴降火。其次，患者病情复杂，上下同病，宜上下同治，不可纯治一边；湿热兼夹积滞，宜清热祛湿与导滞通腑并施。再次，方中用大黄，意在导湿热积滞下行，用量宜轻，与攻下阳明热结不同。正如叶天士所说："热邪在里，劫烁津液，下之宜猛……湿热内搏，下之宜轻。"且须注意，导滞通腑不仅宜轻下，而且需频下，待大便成形，排便通畅，方为收功，不宜频频改弦更张，以免前功尽弃，半途而废。

赵岩松副教授医案

赵岩松（1971－），女，北京中医药大学基础医学院中医临床基础系副教授，中医临床基础学科温病学专业研究生导师，中医临床基础系副主任，中医"四大经典"国家级教学团队《温病学》课程组主讲教师。

妇人尿频治验

鲁某，21 岁，2009 年 6 月 11 日就诊。

腹胀尿频反复发作多年。

患者小腹胀满不舒 3 日，得按则舒，小便频数，入夜尤甚，尿色白而不黄，甚则夜尿 4～6 次以至难以入睡，伴有大便溏软欠畅，手心烦热。舌边尖红，苔薄黄腻，脉弦滑。尿常规（－）。治宜清利湿热。

处方：

柴胡 10g	黄芩 10g	半夏 10g	茵陈 10g
青皮 6g	陈皮 6g	莪术 10g	白术 10g
车前子 10g^包	生蒲黄 10g	乌药 3g	元胡 10g
赤芍 15g	生艾叶 6g	败酱草 15g	蒲公英 15g
川断 10g	生甘草 6g	生姜 3 片	

5 剂，每日 1 剂，水煎，日二服。

二诊：6 月 18 日。夜尿显减，日间尿意仍频，大便通畅，小腹略有不适感。舌淡红，苔薄黄，脉沉弦滑。效不更方，继以清热利湿，通淋止痛。

处方：

柴胡 10g	黄芩 10g	莪白术各10g	益智仁 3g
乌药 3g	赤芍 15g	生艾叶 6g	蒲公英 15g
升麻 6g	川楝子 3g	生牡蛎 20g^{先煎}	生甘草 6g
菖蒲 6g	远志 3g	合欢皮 10g	夜交藤 15g
石韦 15g	瞿麦 10g	生姜 3 片	

5 剂，每日 1 剂，水煎，日二服。

三诊：6 月 25 日。月经将行，小腹略胀，隐痛，带中似见红血丝，尿黄，便畅，天气炎热，牙龈肿，但吹电风扇则自觉身热。舌边尖红，苔薄黄腻，脉沉细。治以疏肝通经。

处方：

赤白芍各10g	当归 10g	益母草 15g	仙鹤草 10g
瞿麦 10g	乌药 3g	益智仁 3g	阿胶珠 10g
怀牛膝 10g	蒲公英 15g	滑石 15g	生艾叶 6g
藿香 6g	柴胡 10g	黄芩 10g	生甘草 6g

药后经畅行，腹痛尿频消失。

【按】患者年方 21 岁，尚未结婚。细查病史，16 岁住安徽长江边，居住楼房与一坟地距离很近，一大雨滂沱傍晚放学回家，于阴暗楼梯上突遇一人身披雨衣，遂受惊吓，此后腹胀尿频，雨天加重，不能读书。四处求医无果，西医查无异常，服中成药三金片反加重病情，甚则用过小针刀治疗，自述所受之苦难以言语。据此，治疗中以柴胡剂调节情志，但有苔黄腻等湿热症状，合用蒲公英、瞿麦、滑石等清热利湿，并借助月经之机，调血以行肝气不畅之宿疾，终显效。